Eric U. Hebgen, DO, MRO

Private Practitioner

Königswinter, Germany

Visceral Manipulation in Osteopathy

基于整骨医学的
内脏手法治疗学

编　著　〔德〕埃里克·U.赫伯根

主　译　李长江

天 津 出 版 传 媒 集 团

天津科技翻译出版有限公司

著作权合同登记号：图字：02-2020-97

图书在版编目(CIP)数据

基于整骨医学的内脏手法治疗学 / (德)埃里
克·U. 赫伯根(Eric U.Hebgen)编著;李长江主译
. —天津: 天津科技翻译出版有限公司, 2023.10
书名原文: Visceral Manipulation in Osteopathy
ISBN 978-7-5433-4296-5

Ⅰ.内⋯ Ⅱ.①埃⋯ ②李⋯ Ⅲ.①正骨疗法
Ⅳ.①R274.2

中国版本图书馆 CIP 数据核字(2022)第 211086 号

授权单位:Georg Thieme Verlag KG
出　　　版:天津科技翻译出版有限公司
出 版 人:刘子媛
地　　　址:天津市南开区白堤路 244 号
邮政编码:300192
电　　　话:(022)87894896
传　　　真:(022)87893237
网　　　址:www.tsttpc.com
印　　　刷:天津海顺印业包装有限公司
发　　　行:全国新华书店
版本记录:889mm×1194mm　16 开本　12 印张　300 千字
　　　　　2023 年 10 月第 1 版　2023 年 10 月第 1 次印刷
　　　　　定价:138.00 元

(如发现印装问题,可与出版社调换)

译者名单

主　审　朱毅(郑州大学第五附属医院)

　　　　张志杰(河南省康复医院)

主　译　李长江(新疆医科大学第五附属医院)

译　者　(按姓氏汉语拼音排序)

　　　　敖学恒(昆明滇池康悦医院康复中心)

　　　　李旺祥(昆明医科大学第二附属医院)

　　　　李晓刚(广州诺亚医疗门诊部有限公司)

　　　　马全胜(首都医科大学附属北京康复医院)

　　　　涂中一(华中科技大学同济医学院附属协和医院)

　　　　王文清(承德医学院附属医院)

中文版前言

　　我初次接触整骨学内脏治疗是 2014 年在江苏天瑞医疗器械公司于连云港举办的"意大利米兰 TAKECARE 整骨学院培训班",为院长 Paolo Parente 先生行云流水的动作和科学与艺术完美结合的手法治疗深深折服。此后,作为物理治疗师,我着迷于物理治疗与整骨学治疗领域,并将二者整合应用于康复工作中。

　　Visceral Manipulation in Osteopathy 是我学习整骨学内脏手法治疗最重要的参考书,其理论部分简明扼要,操作部分图文并茂,并给予患者对应的建议和注意事项。参加 Barral 学院整骨学内脏手法全阶课程的学习后,我深感内脏手法之精妙,便希冀于能将此书翻译成中文与诸同道共赏。通过偶然机遇与天津科技翻译出版有限公司达成共识并应邀成为本书中文版主译。他山之石可以攻玉,《基于整骨医学的内脏手法治疗学》与中国传统脏腑按摩的结合必将造福于有内脏康复需求的患者人群!

　　Visceral Manipulation in Osteopathy 中文版即将出版,限于本人水平有限,恳请诸位专家不吝给予斧正。对于朱毅教授、张志杰教授给予的支持,我在此表示由衷的感谢。

李长江

新疆医科大学第五附属医院

英文版前言

当被问及可否为 Eric Hebgen 的著作《基于整骨医学的内脏手法治疗学》(*Visceral Manipulation in Osteopathy*)写一篇前言时,我既矛盾又好奇。因为第二天我要去澳大利亚演讲,我本希望在长途飞行中完成几个写作计划,但内脏功能障碍的治疗对我来说却是最重要的(非双关语意)。最后,我主动提出审校全文并开心地完成了。

关于整骨手法治疗技术(OMT),其清晰、简洁的表格和精美的图片给我留下了深刻的印象。再加之图书的版式清晰,使得《基于整骨医学的内脏手法治疗学》非常易读和易"消化"。著者是一位技艺精湛的"厨师",他精心地料理了精致的开胃菜,并为每一道主菜选择了合适的分量——为临床治疗师提供滋养,但又不会过度地填塞。

- **"开胃菜"**:在前四章中著者对几种关键的整骨方法进行了删减和解构,同时反映了欧洲和美国"风味"的治疗方法。如果想要了解完整的烹饪食谱及原理,请读者参阅原始文献;但作为概述或快速的"回忆之旅",著者简要总结了与内脏治疗相关的术语和许多关键概念。

- **"主菜"**:在前四章介绍了主要材料(概念和技术)之后,Eric Hebgen 以其简约的风格具体阐述了 18 种器官的治疗。本书简洁明了,具有非凡的临床实用性。

我想通过对 1990 年我们所写的第一本著作 *Osteopathic Considerations in Systemic Dysfunction* 的回顾来结束此前言,我们无法想象它将带来的影响。在以后的书籍和版本中,我们会在我们尊敬的老师和导师(特别是 Korr、Denslow、Kimberly、Frymann 和 Zink)被普遍认可的工作基础上继续发展,正如他们是在 Sutherland、Chapman、Burns 和其他人的工作基础上发展起来的一样。随着未来教科书的综合改进,将会整合整骨学方法以促进健康和内脏稳态,人们将受益于本书,也还会出版本书的后续版本。

因其论述清晰明了、图片精良、总结了著者同事与专家的相关重要贡献,本书可供图书馆收藏。尽管受益于一系列实用性 OMT"烹饪食谱",但在病患照护方面,《基于整骨医学的内脏手法治疗学》的作用将不仅是一本"烹饪食谱"。

Michael L. Kuchera 教授,DO,FAAO

德文版第三版前言

在 150 年的整骨学历史中,数不胜数的治疗方法被创立。

整骨学创始人 Andrew Taylor 远远超越了他所处时代的前沿,他提出的若干思想就当代医学和整骨学而言仍是不可更改的。他的愿望是警告并阻止他所处时代的医学过于激进的专业化和机械化。他在医学领域上提出了整体性与个性化的观点。

为此,他强调诊疗应以患者为核心。他的医学理念是首先尽一切努力激活患者的自我调节能力。只有当自我调节达到极限时才能介入对抗性治疗。他是将运动作为衡量人体功能健康标准的第一人,具有极其重要的意义。

本书作者 Eric U. Hebgen 和他的老师 Josi Potaznik 紧紧扣住了整骨学的哲学原理。尤其是在我们这个充斥着刺激和过度刺激的现代社会,从整骨学视角思考具有新的意义。本书提供了一种极其有趣的方法,特别是在内脏领域。因此编写本书的决定具有现实意义,并不牵强。为从全面的视角进行审视,Eric U. Hebgen 吸纳并整合了许多不同作者之前发表的文献信息。这本书也植根于 Josi Potaznik 博士的内脏教程,他长期致力于应用整骨手法进行内脏治疗的研究。

本书不仅可以作为通用的内脏手法治疗手册,还可以作为指南和教科书,它根据整骨学标准描述了器官的生理运动,定义了运动障碍并阐述了其病理效应。

Werner Langer,DO

前　言

我很高兴也很荣幸地向大家推荐这本书，它于 2003 年在德国首次以 *Viszeralosteopathy-Grundlagen und Techniken* 命名出版，现在其英文版书名为 *Visceral Manipulation in Osteopathy*。这本书的出版对我来说意义非凡，我希望读者朋友能够给我提出建议以改进日常工作。

内脏整骨学手法治疗和整骨学一样古老。Andrew T. Still 在书籍中表明他已经开始对内部脏器进行治疗，他描述了主要通过循环系统影响器官的徒手操作技术，其目的是增强它们的自愈能力。William A. Kuchera, DO 和 Michael L. Kuchera, DO 在他们 1994 年所出版的一本杰出著作中编译并完善了这些治疗方法。传统的美国治疗方法是这本书的一部分，如美国整骨学家 F. Chapman 的反射疗法，F. Chapman 20 世纪初期发现了以他命名的反射点并将这些反射点与某些器官相关联，因此我们知道治疗这些点可以改善器官的健康状态。

欧洲治疗师在 19 世纪后期也开始应用手法治疗腹部脏器。例如，瑞典体操运动员 Marten Thure Emil Brandt(1819—1895 年)创建了一种诊断和治疗真骨盆内部脏器的方法。因此子宫脱垂的复位技术以他命名，至今仍在成功地应用。Brandt 的一位学生 Henri Stapfer 进一步改进了这些方法。同时期法国的内科治疗师 Frantz Glénard(1848—1920 年)也系统地描述了不同内脏器官的触诊和手法治疗。此外他还引入了最初的内脏概念。

在 20 世纪 70 年代和 80 年代，法国的整骨学家如 Jacques Weischenk，继续应用已知的治疗方法，并进一步发展了它们。最后内脏手法治疗在欧洲被确立为整骨学的一部分，我们要感谢 Jean-Pierre Barral, DO。他对现有的知识信息进行了系统化和结构化整合，自己进行研究并发表一系列内脏概念，在欧洲整骨学中已成为最普遍的模式。因此在本书中，我使用了大量篇幅来阐述 Barral 的治疗方法。

此外，还有两位比利时的整骨学家 Georges Finet, DO 与 Christian Williame, DO，在 20 世纪 80 年代针对膈肌呼吸运动与器官能动性之间的关系进行了广泛研究。他们在研究的基础上创建了一种内脏器官的筋膜治疗方法，这当然也是需要关注的。在本书中我介绍了该治疗方法最有效的部分。

对于许多人来说，内部脏器的手法治疗开始看起来很奇怪。他们可能会问，我们为什么要在腹部推来推去。故此我们需要考虑这样一个事实，即内部脏器是相互机械性连接在一起的，同时也连接至运动系统的各个部分，它们受到与身体其他部分相同的物理定律的支配。因此，如果我们认识到它们是躯体生物力学机制的一部分，并考虑解剖学上的联系，我们就能够理解器官运动中的紊乱是如何影响身体其他部位的。请记住:我这里指的是整骨学功能障碍，因为它也出现在运动系统中，并非器官疾病，尽管 Andrew T. Still 本人在此情况下创建了循环系统治疗方法。因此，我坚信内部脏器的整骨学手法治疗是对治疗技术的一种丰富。任何亲身体验和使用内脏手法治疗技术的人都不会想再失去它们。

Eric U. Hebgen, DO, MRO

引 言

关于 Jean-Pierre Barral, Georges Finet 与 Christian Williame, William 与 Michael Kuchera 和 Chapman 治疗理念的解释

本书将描述内部脏器的整骨学手法治疗。本书介绍了四种治疗理念,它们都有一个共同的特征:每一种特殊治疗理念的创建基础都是人体解剖学。我将在本书中解释这些理念之间的区别。

根据 Jean-Pierre Barral 的学说,内脏手法治疗是欧洲标准的内脏整骨学方法。在此方法中,Barral 以机械(结构)视角来看待器官:一个器官与另一器官或部分运动系统形成内脏关节,例如横膈。与运动系统的关节类似,关节的构成者彼此在确定的方向和范围内相对运动。为了确保在运动中尽可能减少摩擦,体壁关节的构成者以光滑的表面和滑膜为特征,滑膜可以产生少量的关节滑液。同样地,这些器官的表面也很光滑,因为它们的外表面被一层浆膜层所封套。这一层是腹膜、胸膜或心内膜。此外,我们发现在器官之间的浆液腔中有少量液体。这些器官并不是随意彼此相对运动,而是受一定规律所支配:它们经由肠系膜、大网膜或韧带彼此相互连接,并与运动系统相连,这就限制了它们的活动范围。我们也在运动系统的关节中发现了这一特征。韧带确定并限制了运动的范围和方向。

因此,Barral 的理论构想与体壁关节类似。Barral 治疗技术在很大程度上也受到影响。与关节部分类似,本书中也涉及对这些器官进行运动能力测试,并直接进行治疗以增强能动性,直至其恢复正常的活动范围。关于内脏原动性的概念及与之相伴的一种更加积极的治疗方法,将在本书的后面更详细地讨论。

20 世纪 80 年代两位比利时整骨学家 Georges Finet,DO 和 Christian Williame,DO 在 X 线片和超声的支持下进行了广泛的研究,以检查腹部器官的运动与膈式呼吸的关系。在研究过程中,他们发现器官的运动遵循一定的规律。对于所研究的器官,他们确定了运动方向和范围,这在很大程度上与 Barral 的结论一致。此外,他们还开发了一种治疗方法来改变受累的器官运动,并且能够使用 X 射线或超声来监控他们的治疗。与 Barral 在他的松弛技术中直接触诊器官并移动它们不同,Finet-Williame 在治疗中使用了腹膜前壁。通过移动腹膜达到松弛的效果而不触及器官本身。他们称这种方法为筋膜技术,因为腹膜被看作是筋膜,把所有的腹部器官彼此连接在一起。如果拉动腹膜前层的一部分,对远处的区域也有影响,例如胰腺的腹膜。可以将腹膜视为覆盖于气球上:如果推或拉其在气球上的某一部分,这种拉力就会扩展至整个气球并使之形变。

最终，这两种治疗理念都成功地恢复了器官的生理能动性，唯一的区别是 Finet-Williame 的方法侵入性较小。因此，这种方法的适应证也可以扩展至紊乱而又不能直接触诊和松弛的器官。在本书中，我从 Finet 与 Williame 的治疗理念中选择介绍了我认为对治疗呼气功能障碍最有效的技术。我认为它非常成功，因为膈肌在呼吸过程中实现了松弛效应，这就意味着患者身体本身正在进行真正的"工作"。

根据 William A. Kuchera，DO 和 Michael l. Kuchera，DO 的循环系统运动，整骨学家不应瞄准触及受影响的器官，而是要分析哪些动脉、静脉、自主神经和淋巴管供应支配器官并处理代谢产物，使用特殊技术来改变器官的循环。在这项技术中，器官的松弛不是最重要的。因此，这一理念是对 Barral 和 Finet / Williame 松弛理念的极好补充。这些操作的侵入性较低，并且在一些国家鲜为人知。由于培训教学的原因，我记述了每个器官的适当技术，我很清楚不可能精准地分离出其循环系统，因此不可能单独对某一个器官进行治疗。这些技术本身都将在本书的概述篇中进行描述。

第四种治疗理念是源于 Frank Chapman，DO 的反射疗法。Chapman 点是一种很有价值的诊断工具，可以在内脏徒手治疗后提供随访结果，并利用自主神经系统来影响内脏器官。反射疗法应在每个治疗工具箱中找到。Chapman 点对我来说是非常有价值的工具。

这些治疗技术附以相关单独器官的生理和临床病理的简要信息，这些信息并不详尽，但可以作为日常工作一个的参考资源。

在阅读本书时，您会一次又一次地遇到"中央腱（central tendon）"这个术语。不要将其与"核心连接（core link）"混淆。核心连接术语在英语文献中是指颅骨底部与骶骨或尾骨之间经由硬脊膜的连接。相对而言，中央腱是筋膜束，也是从颅骨底部至盆腔底部贯穿身体，但是它位于脊柱序列的前表面和躯体筋膜深层面，但不包括硬脊膜，筋膜连续体是作为一个功能单元协同工作的：如果机体存在功能障碍，则在整体保护链中受到保护，那么中央腱会参与其中。因此，筋膜的可收缩能力是非常重要的。筋膜向功能障碍部位收缩，从而保护该区域。当器官的筋膜覆盖层（腹膜、心包、胸膜）被整合至这个系统中时，在此筋膜中的张力也会出现代偿性增加。在血液循环通过筋膜时，升高的筋膜张力会干扰筋膜后组织的血液循环。具体来说，这就意味着中央腱的病理性张力会干扰器官的循环，可能是器官功能受损的触发点，或导致器官代偿生理、物理或化学性致病因素的能力降低。因此，恢复中央腱的正常张力对于器官功能不受干扰至关重要。

目 录

第 1 篇　理论基础与技术篇

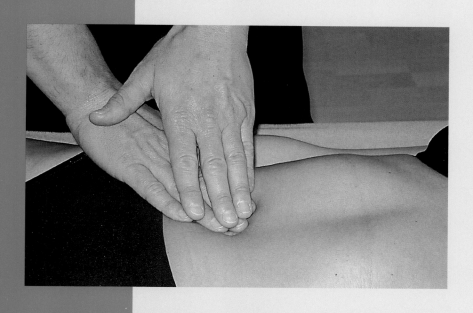

第 1 章

Barral 内脏手法治疗

内脏手法治疗理论

器官运动生理学

我们将内脏器官的运动分为 3 种,即驱动性、能动性和原动性。

驱动性

驱动性是指由运动系统的任意运动活动引起的器官位置的被动改变。

例如,如果躯干向右侧弯曲,这一动作会挤压右侧腹部器官,但会拉伸左侧躯干壁,拉动左侧器官的附着处,从而扩大左侧器官的有效空间。

当上半身向前弯曲时,由于重力和高度的能动性,腹膜内器官向前移动。

持续坐位的任何活动都会挤压小肠和大肠,并使它们的蠕动受损。

双臂最大屈曲上举可使胸椎序列(TSC)伸展并使肋骨处于吸气位置。随着胸膜壁层跟随胸廓运动,肺与胸腔的运动相连,通过拉伸使肺容积增加而不需要做任何额外的呼吸。

能动性

在内脏手法治疗中,能动性是指两个器官之间或器官与躯干壁、膈肌或肌肉骨骼系统中的另一结构之间的运动。此运动的引擎可以是驱动性运动,也可以是不同的"自主性"运动。

自主性运动是指由横纹肌或平滑肌进行的不随意运动。此外,我们要能够区分连续发生的自主性运动和以周期性为标志的器官运动。

自主性运动包括:
- 膈肌呼吸;
- 心脏搏动;
- 胃肠道中的中空内脏器官的蠕动。

膈肌呼吸

每分钟呼吸 12~14 次,膈肌每天收缩约 2 万次。在此情况下,它就像一个活塞在气缸里上下滑动。吸气时,膈肌向尾端下沉,胸腔容积增大,腹部器官向下移动。柔软的腹壁肌肉不会阻挡运动,而是允许腹部器官向前方移动;因此,腹腔容积在吸气时几乎没有变化。

在呼气时,运动相反。

心脏搏动

心脏每分钟搏动 70 次,每天收缩约 10 万次。这些搏动如同振动器作用于纵隔器官,并通过膈肌作用于腹部。

原动性

原动性是指器官的内在运动,频率较低,幅度较小。它可以被训练有素的治疗师用手检测到,是器官组织运动的动力学表现。在胚胎发育过程中,不断演变的器官会完成生长运动和位置变动,这些运动和位置变动被作为一种记忆保存在每个器官细胞中。原动性是器官从胚胎迁移起始位到最终,以及出生后位置之间节律性的重复运动。

同样地,尽管原动性表现出不同的频率,但也不能排除其与颅骶节律有联系。

我们要区分所谓的消退期(即向中线的移动)和膨胀期(即从中线向相反方向的移动)。

频率为每分钟 7~8 个循环,1 个循环包括 1 个消退期和一个膨胀期。

内脏关节

驱动性、自主性和能动性引起器官位置关系的改变。运动以确定的幅度沿一个确定的轴发生,因此,各器官之间的结构关系类似于运动系统中的关节发挥作用。

2个关节组成内脏关节;这2个关节可以是2个器官(肝-肾)或者是器官与肌肉壁(肝-膈)。

关节之间有着可以相互滑动的表面,内脏关节构成者通过表面张力差彼此分离,滑动面表面光滑,覆盖着一层液体薄膜。

浆膜(胸膜、腹膜、心包膜和脑膜/外围神经鞘膜)构成了绝大部分滑动表面。

关节构成者间彼此固定:器官上的一些附着处对运动轴很重要(见文本框)。

> **注释**
> 各器官通过如下附着:
> ● 双叶系统;
> ● 韧带系统;
> ● 膨胀压和腔内压;
> ● 肠系膜;
> ● 网膜。

双叶系统

只要我们看到一层液体膜(腹膜、胸膜、心包膜),就可以判断内脏关节的器官之间是彼此分离的,并且器官之间通过此液体膜连接起来。它们的作用类似于两块玻璃之间的一滴液体,可以相互滑动,但黏附力使它们保持在一起。

韧带系统

在内脏手法治疗中,韧带是胸膜或腹膜的皱襞,将一个器官与躯干壁或其他器官连接起来。在大多数情况下,它们不含血管,但很敏感,神经支配良好。它们将器官固定以对抗重力。

膨胀压和腔内压

膨胀压(脏器内在压)是指一个器官尽可能占据最大的空间的能力。形成这一特征的原因包括器官的弹性、血管的影响(血液循环减少或增加)和存在于中空器官的气体。

腔内压是指所有的脏器内压加上各器官之间压力的和。

这种压力使得器官之间互相挤压和固定。结果我们发现腹腔压力过大,胸腔出现了真空状态。膈膜是这些压力状态之间的边界层。膈肌附近的器官受压力的影响很大。因此膈疝常导致器官发生部分从腹部向胸腔内的抗重力运动。这说明这种压力对于固定器官的作用巨大。

肠系膜

肠系膜是双层的腹膜,固定作用小。它们为器官提供血液循环。

网膜

网膜也是连接两个器官腹膜的内褶。它们固定器官的作用相当小,它们的血管神经功能更重要。

器官运动病理学

器官围绕特定的轴运动,并具有确定的振幅。运动轴或振幅改变会导致生理能动性或原动性出现偏差。这些改变会导致:

● 初期无症状,之后出现症状;
● 局部病理改变反复复发;
● 在内脏或体壁区域的病理改变经由形态学、血管、神经或筋膜整骨学链相关联。

原则上,我们要区分能动性受干扰与原动性受干扰。

能动性受干扰

器官由于下列原因完全或部分丧失了移动的能力。

> **注释**
> 能动性紊乱的原因如下:
> ● 粘连/固化;
> ● 内脏痉挛;
> ● 脱垂。

关节受限:这种功能障碍可导致能动性受干扰和原动性受干扰。如果只是原动性受干扰而能动性不存在干扰,我们就称其为"粘连"。然而,如果这两种运动的质量都受损,我们称之为"固化"。

在固化中,运动轴和振幅可能会发生改变。原因包括:

- 传染病;
- 炎症;
- 外科手术干预;
- 钝性创伤。

肌肉受限(内脏痉挛):内脏痉挛只影响中空器官(如胃、肠或输尿管)。器官受到刺激可导致平滑肌的非生理性收缩,并伴有器官功能的损害。

因此,我们会看到原运动的改变,特别是振幅。只有在内脏痉挛对于器官附着产生不利影响时,能动性的改变才会影响器官。

导致刺激的原因包括:

- 炎症;
- 自主神经失调;
- 过敏反应;
- 身心的影响。

韧带弹性丧失(脱垂):附着韧带弹性的丧失会导致各种器官(如横结肠、肾脏或膀胱)因重力而下降。

能动性的运动轴和幅度发生了改变,原动性也发生了改变,其原因包括:

- 粘连;
- 虚弱体质;
- 由其他原因引起的厌食症或快速体重下降;
- 年龄相关的弹性丧失;
- 伴有全身张力减弱的抑郁症;
- 妊娠后期或妊娠后的全身松弛;
- 真空吸引分娩;
- 多胎产。

原动性受干扰

原动性的幅度会受到干扰。运动范围可以在一个方向上缩小,也可以在两个方向上同时缩小。

干扰也会改变运动的节律:

- 膨胀期和消退期之间的静息期延长;
- 我们可以检测到节律失常;
- 频率降低。

原因包括:

- 器官整体活力的丧失,这是一种病理状态;
- 关节受限;

- 脱垂;
- 内脏痉挛。

内脏整骨学的诊断和一般治疗原则

病史

对患者问诊可以帮助治疗师收集以下相关关键词的信息:

- 当前就诊的原因。
- 按时间顺序列出患者既往史项目,例如:
  - 事故;
  - 手术;
  - 危险因素(现有疾病、家族病史);
  - 消化和营养史;
  - 便秘;
  - 腹泻;
  - 药物治疗。
- 女性妇产科病史,例如:
  - 月经周期不规则;
  - 痛经;
  - 使用宫内节育器(IUD)或"避孕丸"避孕。
- 男性泌尿病史:
  - 既往检查;
  - 既往治疗。

> **注释**
> - 了解患者病史有助于治疗师进行正确的诊断和治疗。
> - 整骨学治疗的禁忌证应已经被鉴别。

检查

在站立位对患者进行整骨学检查时应注意是否有下列情况:

- 不对称褶皱(如臀褶);
- 脊柱在三个平面上的弯曲;
- 瘢痕;
- 腹壁脊柱侧弯;
- 在上腹壁角处上腹部突出;
- 下腹部突出;

- 皮肤营养状况(如肤色、血液循环、皮疹);
- 四肢错位。
- 异常姿势,例如:
  - 足弓塌陷、八字脚、平足膝外翻或内翻;
  - 髋关节错位;
  - 骨盆不对称;
  - 肋骨错位;
  - 漏斗胸;
  - 鸡胸;
  - 翼状肩胛;
  - 肩部上升;
  - 斜颈;
  - 脊柱前凸;
  - 脊柱后凸;
  - 头部错位;
  - 桶状胸。

实际上,上面所列出的也并不全面。最终我们要寻找能够指引治疗师找到功能障碍的器官或进入诊断特征区域的表现。

在内脏手法治疗中,我们会基于这样一个事实来解释姿势异常,即身体产生凸面代偿给器官更多的空间,而凹面代偿给其下方的结构以保护。

凸面代偿

上腹部突出到上腹壁角,提示上腹部器官功能障碍,需要空间并向前移动。当我们触摸这个区域时,几乎可以肯定会在个别器官发现疼痛,比如胃,或者引发症状,如恶心等。

凹面代偿

脊柱左侧侧凸伴右侧凹曲顶点位于下肋弓区提示肝或胆囊功能障碍。通过向内凹曲压迫器官可减少活动,提供休息或固定。这种机制类似于体壁关节在不再移动时疼痛停止。

触诊

触诊胸腔时,在肋骨和胸骨的不同位置进行弹性测试,以获得胸廓筋膜张力的大致印象。

腹部触诊分两步完成。

浅触诊

在腹部浅触诊时,双手于筋膜层面触诊腹部的各个区域(上腹部、季肋区等)。在此值得关注的层次是由

腹肌筋膜、大网膜和腹膜前壁组成的。要触诊到它,将双手置于腹部,直到你发现位于手指下部的器官。然后将施加在腹部的压力减少至不再能感觉到器官的程度。

评估患者两侧张力的差别、触诊触发的疼痛及可能,还需要对现有的瘢痕进行张力和敏感性评估。

深触诊

深触诊适用于器官本身。我们这样评估:
- 疼痛;
- 张力差异;
- 器官位置;
- 器官质地。

特别要注意触诊是否会引发诸如腰痛等体壁症状。这表明症状与触诊器官可能存在因果关系。

此外,关注检查可能引发的自主神经症状:
- 恶心、呕吐;
- 出汗;
- 心动过速;
- 晕倒倾向;
- 头晕;
- 严重的疼痛导致紧张,主动抗拒触诊。

这些症状可能是急性疾病的征兆(如胆囊炎),是整骨学治疗的禁忌证。

> **警示**
> 如果触诊或内脏徒手操作引起强烈的自主神经性反应,必须停止治疗。如果有必要,建议患者就医以明确诊断。

检查及触诊结果

对患者进行检查使我们能够对身体受干扰区域和功能障碍得出相当可靠的结论。原则上,应该将注意力集中在即刻出现的明显姿势异常上,而不是寻找几乎看不见的"小细节"。下面是对一些检查结果的讨论。

患者保持头部在一定位置的测试可以让我们得出重要的结论:要求面对检查者站立的患者闭上眼睛,将头部朝向正前方。然后患者睁开眼睛,但仍应保持头部位置。如果此时观察到头部明显倾斜,旋转和侧倾偏离了中立位,这是一个头部关节功能障碍的良好指征。这种倾斜与肩部上升相结合的情况并不少见,在作者看

来，这仅仅是上斜方肌过度紧张的表现。但这种头部倾斜有时会影响腹部。寰枕关节处的障碍会直接导致颈静脉孔的骨性狭窄，或者我们可以看到，如在儿童，由于枕骨位置错位，颈静脉孔上的收缩性筋膜束增多。颈静脉孔是副神经、迷走神经和舌咽神经离开颅底的位置。迷走神经和舌咽神经与内脏器官有着重要的关系，两者都在吞咽行为中起作用，迷走神经为胸腔、腹腔器官直至 Cannon-Böhm 点提供副交感神经支配。如果这些神经在颈静脉孔受到挤压，内脏也会受到影响。例如，婴儿腹绞痛、功能性消化不良和便秘。

头的错位也可能是由上颈椎（CSC）所引起的。特别是 C2 和 C3 段，是与内脏器官密切相关的。这些节段的关节障碍可导致脊髓节段水平相关肌肉的过度紧张，进而影响斜方肌，使肩部明显上升。

因此，至关重要的是恢复头部关节和上颈段产生副交感神经的正常化，从而最终治疗器官。

颈胸过渡处对于内脏器官也是一个重要区域。在该位置常会见到过度后凸，这表明胸廓上孔筋膜高张力。在这个过度后凸的区域，蜘蛛状静脉也经常出现，这可以被理解为胸廓上孔存在循环问题的指征。许多患者锁骨上的大窝，即一个锁骨后方与上斜方肌前缘的凹陷不再是一个凹陷，而是表现为一个被填充的区域，甚至是"小山丘"，这表明胸廓上孔筋膜高张力。

在胸廓上孔锁骨上大窝处，我们会发现胸部和腹部器官重要的循环系统结构。在左侧，胸导管进入由颈内静脉和锁骨下静脉形成的静脉角。膈神经沿着前斜角肌向下并在锁骨内侧端处进入胸廓孔。迷走神经以类似的路径进入锁骨末端胸骨附近的胸腔。如果这些结构受到筋膜高张的刺激，就会影响胸部或腹部的器官，例如，它会对腹部的淋巴引流、膈肌的功能或迷走神经支配区有损害。

臂丛和锁骨下静脉穿过胸廓出口，穿过第一肋骨，在锁骨下方沿腋窝方向延伸至手臂。在锁骨窝的深处，我们可以发现星状神经节，它不仅为心脏提供交感神经支配纤维，而且支配头部黏膜并为手臂提供交感神经支配。类似于上面提到的循环系统结构，这些血管和神经也可能因为胸廓开口处的筋膜过度紧张而受到挤压。其后果可能是激惹心脏，发生胸廓出口综合征和慢性鼻窦炎。

此外，各种手臂循环系统相关综合征存在内脏中都有原因。膈神经的敏感纤维受到刺激，例如由心包炎、肝被膜扩张或胆囊炎引起的刺激，可通过内脏神经反射来强化节段性支配肌肉。如果锁骨下肌受到影响，臂丛或锁骨下静脉就会受到挤压，因为这块肌肉使锁骨和第一肋骨相互靠近。结果是不同的手臂循环系统综合征，如创伤反射性综合征、手掌腱膜挛缩症或内/外上髁炎。

星状神经节受刺激同样会导致胸廓上孔筋膜高张力，导致头部区域的功能问题，例如干眼症或慢性鼻窦炎。

颈椎后凸进展通常源于胸椎弯曲和肩部前伸的姿势。在物理治疗中，这被称为胸骨联合紧张位（译者注：结合上下文应理解为胸骨耻骨联合）。它表示胸骨与联合间的距离缩短了。在整骨治疗中我们将其确定为中央腱缩短的标志。

中央腱是一条筋膜束，它从颅底贯穿全身，延伸至盆底并作为一个功能单元协同工作，使筋膜向最大张力位置收缩。因此，存在筋膜高张的位置是干扰场，身体试图使之正常化，或试图通过形成不受约束的筋膜高张力来代偿。就这方面而言，中央腱试图建立一种机制，即对存在功能障碍身体区域的一种保护机制，但在其自身筋膜内形成高张力。

如上所述姿势表明中央肌已收缩，因为某一个位置存在高张力。这个位置可以在胸腔，我们可以从轻微漏斗胸状态中识别；或者在腹部，在此种情况下，背部的外观和腹部形态都为识别存在高张力的位置提供了线索。

对于整骨学家而言，脊柱侧凸错位也表示存在高张力的位置。如上所述，我们的诊断视角是在脊柱侧凸曲线的顶点。凹面被认为是筋膜张力最高的位置。在此凹侧，以一种保护机制使得器官的空间被缩小，器官固定。此外，器官在凸侧也有可能需要更多的空间，例如由于炎症导致肿胀。因此脊柱前凸增加也就可以解释了。

从腹部的形态也可以看出腹腔内部高张状态。上腹部肋弓下缘明显突出（类似平台或台阶）时必然存在一个或多个上腹部器官功能障碍。

如果上腹部平坦，但腹部从肚脐向下至耻骨联合像球一样突起，这可能是由小肠脱垂引起的。同时会伴有上腰椎（LSC）前凸增加。小肠是通过肠系膜根部悬吊的，根部通过 L2 和 L3 间接连接至颅部。如果小肠逐渐开始下垂，LSC 形成前凸以代偿。为了在此处进一步确认，可将指尖置于 LSC 的棘突上，并在不导致患者失衡的情况下，将腹部轻微向前抬起高于耻骨联合。

如果你感觉 LSC 的脊椎对你的手指有轻微的推挤,即屈曲,则可确认视觉观察所发现的为正确。

你会多次观察到腹部有两种类型。一种是腹部坚实隆起,像一个球。当触摸此类腹部时,腹腔内部压力一种是非常之高,以至于触诊时手几乎不能触及腹部深处,此类腹部几乎只在男性中发现。人们可能会说这些人只是体重超重,但你会进一步观察到,他们的皮下组织内通常不会蓄积大量脂肪,所以我们不能笼统地说是超重。过多的脂肪主要储存在腹腔内部,大网膜、肝脏或结肠附属物(肠脂垂)是首选的位置。显然,这种特殊的"男性"类型脂肪沉积与激素睾酮有关。

然而,此类腹部形态具有深远的功能影响:比如,膈肌被迫努力去执行其呼吸功能以对抗明显增加的腹压。导致辅助呼吸肌也被迫更加努力地工作,继而斜角肌变得高张力,并引发臂丛神经,还有锁骨下动脉压迫综合征,也就是所谓的胸廓出口综合征。腹部高压对其后部也有影响,这种压力可以使椎间盘突出,使得髓核不能再向前移动。

另一种不同的腹部形状在女性中更常见。腹部整体虽然是巨大的,但它质地柔软并且容易进行触诊诊断和治疗,其脂肪不是沉积在腹腔内部,而是在皮下组织中。这种差异可以通过激素的原因来解释。一般来说,女性性激素是导致女性一些内脏问题的诱因:女性相对男性更容易出现脏器脱垂。

蜘蛛状静脉可以在肋弓区形成,如在颈胸过渡区。这些静脉在乳头下方单侧或双侧分布于肋弓外侧下部区域。它们几乎沿膈肌附着处分布,因此是膈肌功能障碍的表现。

我们可以在骶骨和腰骶过渡区看到类似的静脉模式,这是小骨盆循环瘀滞的标志。有时患者必须要向前弯腰,使得这些腰骶部的蜘蛛状静脉看起来更清晰。盆腔内循环受阻的其他线索是腿部水肿、"大理石"样皮肤或腿部皮肤颜色与身体其他部分不符。在这种情况下,与上半身相比,腿部呈浅蓝色。如果从后面看患者,你会感觉上半身和下半身不匹配。上半身很苗条,所以你可能会预测患者骨盆较小且腿很纤细,但实际患者骨盆很宽、腿很粗壮。在这一观察中发现,骨盆因长期的血液瘀滞使下半身发生改变。当问到患者他们的身材是否一直是这个样子时,他们通常会说"不"并表述身材改变的时间和原因,如怀孕。

Barral倾听测试

站立位倾听测试

起始位置

患者站立位,双腿与髋同宽,双臂放松垂于身体两侧,双眼闭合。治疗师站于患者一侧,一只手无压放于头部,另一只手无压放于骶骨。治疗师的手只起稳定患者的作用。

操作步骤

让患者"自然站立",不要使用肌肉力量固定身体在某一姿势位置,让身体跟随张力,进入一种筋膜"减压"姿势(图 1.1)。注意不要帮助患者进入某一特定姿势位置。

评估

最大凹面区域是诊断区域,我们可以假设在这里存在功能障碍。

坐位倾听测试

起始位置

患者坐位,双腿不接触地面。治疗师站于患者一侧。

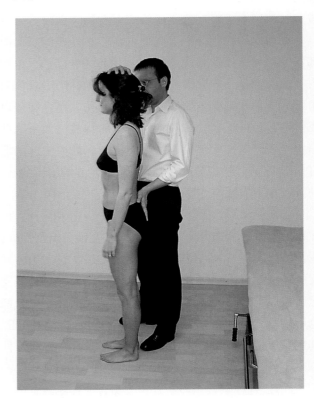

图 1.1

操作步骤

　　与站立位倾听一致。

评估

　　就坐位测试而言,下肢被"关闭",即此项测试提供的是从骨盆到颅骨的信息。

仰卧位倾听测试

"腿部牵拉"

起始位置

　　患者仰卧位,双腿伸直,治疗师站于治疗床尾部。

操作步骤

　　握住患者双侧足跟,将双腿稍微抬离床面(图1.2)。依次沿纵轴在尾端拉动患者的每一条腿,评估筋膜张力,观察牵拉如何传递到颅部。

评估

　　张力较高一侧是功能障碍侧。如果牵拉从腿部向上到骨盆不协调一致,可以在牵拉运动停止处寻找诊断区。

"手臂牵拉"

起始位置

　　患者仰卧位,双腿伸展。治疗师站于治疗床头部。

操作步骤

　　握住患者双手,依次沿纵轴在患者头端拉动其手臂,评估筋膜张力,观察牵拉如何向尾端传递(图1.3)。

评估

　　张力较高一侧是功能障碍侧。如果牵拉从手臂向下通过胸部不协调一致,在牵拉运动停止处寻找诊断区。

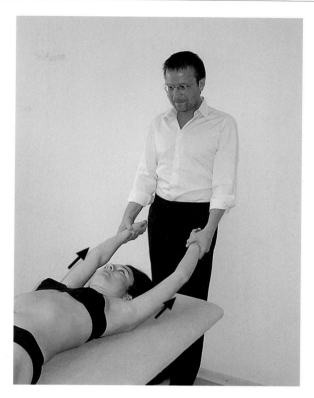

图 1.3

局部倾听测试

起始位置

　　患者仰卧位,双腿伸展。治疗师站于患者一侧。

操作步骤

　　将一只手平放于患者腹部,手掌放在肚脐上(图1.4)。给予足够压力使触诊到达浅筋膜层。

评估

　　观察筋膜运动。跟随该运动找到诊断区。

> **注释**
>
> 　　存在功能障碍的区域会形成很大的张力。筋膜会向张力最大处运动,此处即为诊断区。

Barral Sotto-Hall测试(索托–霍尔测试)

起始位置

　　患者坐于治疗床,双腿不接触地面。治疗师站在患者身后。

操作步骤

　　在患者一侧手处触诊桡动脉搏动,然后引导手臂

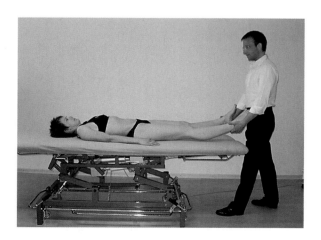

图 1.2

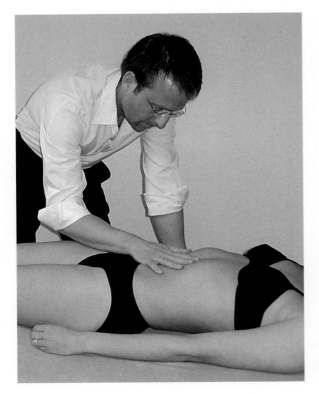

图 1.4

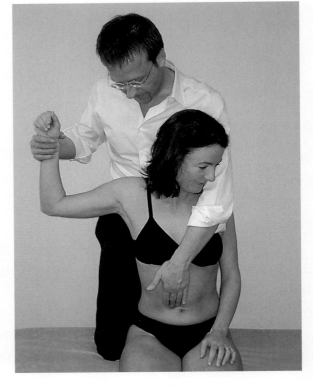

图 1.5

至 90° 外展并到达最大外旋位。最后一步将患者头部转向对侧。即如果测试右臂，则头部向左旋转（图 1.5）。

评估

如果脉搏在此摆放位消失，则测试结果为阳性。锁骨上大窝的筋膜受到巨大张力的影响，以致锁骨下动脉受到压迫，直至桡动脉搏动不再被触及。

造成这种筋膜高张的原因可能是体壁，如胸椎序列（TSC）功能障碍，也可能是内脏-器官存在整骨学功能障碍。比如器官的固化通过筋膜链传导至胸廓上孔，并导致阳性测试结果。

为鉴别受影响的器官，可以进行此测试的完整性测试。保持手臂和头的位置，同时对怀疑有问题的器官轻微施压，给予抑制。如果脉搏又再次出现，那么就确定了存在功能障碍的器官。抑制的作用是将器官从筋膜链上移除，使筋膜张力下降，锁骨下动脉不再受压。

通常我们可以说右臂是躯干右侧的测试臂，左臂是躯干左侧的测试臂。然而也不必过于严格遵循此划分，因为也存在腹部器官不匹配的情况。

此测试也可称为 Adson Wright 完整性测试。

Barral 回弹测试

起始位置

患者仰卧位，双腿屈曲。治疗师站于患者一侧。

操作步骤

治疗师双手交叉叠放，按压患者腹部的某一器官，然后突然释放（图 1.6）。

评估

如果按压器官出现疼痛，则此障碍位于器官本身，例如炎症或痉挛。

然而，如果释放压力出现疼痛，其病因存在于器官的附着结构。

此测试也可以在其他起始位置进行，如坐位。

举例：将肝脏向上提起抵住横膈膜，挤压它。发生任何疼痛都可以得出如下结论：病因在于器官本身。

随后释放压力，让肝脏向后、向下移动。如果此时出现疼痛，则是肝脏的附着结构受到刺激，如韧带纤维化。

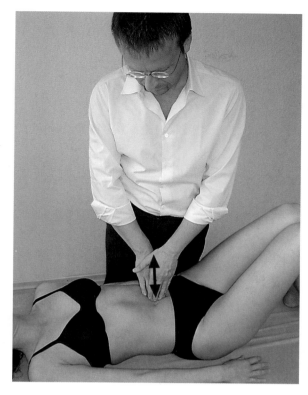

图 1.6

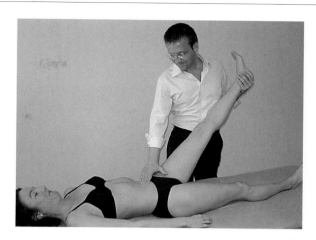

图 1.7

Barral完整性测试

完整性测试的原则为：有与就诊原因相关的可对应性发现，如 TSC 疼痛旋转受限，并可以通过抑制器官来改善这一发现。

这些可对应性发现可能是：

- 伴随疼痛或无痛的体壁关节活动性受损；
- 四肢或躯干的筋膜紧张；
- 韧带、滑囊、肌腱或其他软组织结构对压力敏感。

例如：就诊原因为腰椎坐骨神经痛，右侧大腿后部放射痛。右腿筋膜张力高为可对应性发现。

握住患者伸展的右腿，将其抬离治疗床，直至操作者能感觉到筋膜阻力（图 1.7）。保持腿部稳定于该位置，施压抑制某一与腰椎坐骨神经痛相关的器官，如升结肠。

如果筋膜张力在抑制期间降低，可以引导腿部进一步屈曲到达新的筋膜屏障。类似于 Sotto-Hall 测试，该抑制将器官从筋膜链上移除，从而导致腿部筋膜张力下降。

腰椎坐骨神经痛是由受抑制器官所导致的。

Barral换气测试

如果深吸气引起腹部疼痛，器官本身可能就是需要就诊的部位。

然而，如果是深呼气时引起疼痛，则可推测某一器官或多个器官的附着结构存在问题。

Barral过伸测试

治疗师帮助坐位患者最大限度地伸展脊柱。此动作会牵拉腹部器官的附着结构。如果这些附着结构发生纤维化或粘连，就可能引发腹部区域的疼痛。

内脏治疗的通用原则和可能性

在内脏手法治疗中，这 5 项原则构成了所有工作的基础：

1. 人体整体观——整体观原则。
2. 生命在于运动。
3. 身体的自动调节。
4. 结构和功能是相互依存的。
5. 循环——身体的体液必须循环流动。

治疗师基于整骨学诊断和分析得出躯体功能障碍的结论。当一个器官被确定为引起主诉的原因时，治疗师试图通过内脏手法治疗来恢复器官的三维生理活动性。

在此过程中，器官动力学的所有方面都需要发挥作用：

● 能动性；

● 原动性；

● 筋膜运动。

同样，最广义的循环系统也应得到改善以改善器官的营养状态：

● 血液循环；

● 淋巴流动；

● 自主神经冲动。

治疗师在器官所处环境中实施治疗并期望可以改善器官的功能，例如，你可以通过松弛大肠治疗慢性便秘。这个改善身体功能的过程需要时间，以便身体在此期间发挥其自愈能力。

举例来说，只有在一个月经周期结束后才能去评估经期相关性下背痛的整骨学治疗成功与否。因此，两次内脏治疗期间需要间隔 2~4 周。

注释

整骨学 5 原则：

1.人体整体观——整体观的原则。

2.生命在于运动。

3.身体的自动调控。

4.结构与功能相互依存。

5.循环系统——体液必须循环流动。

Barral反射点治疗的可能性

Barral反射点

Barral 反射点是指胃肠道中具有括约肌功能的解剖结构。这些反射点如下：

● 胃食管交界处；

● 胃贲门；

● 幽门；

● 十二指肠大乳头；

● 十二指肠空肠曲；

● 回盲瓣；

● 盆底。

这些解剖结构对压力非常敏感。反射点的治疗能使括约肌本身和胃肠道其他区域得到明显放松，疼痛

也得到减轻。内脏反射和这些反射点的特殊解剖特征是最有可能导致这种反应的原因。

治疗原则

在本书中我们将讨论 3~6 个反射点的治疗。它们遵循相同的治疗原则：

● 在反射点腹壁投射向腹部深部触诊，直到感觉到反射点。

● 可以使用顺时针按摩、振动技术、抑制技术或回弹技术治疗括约肌（见下文）。

● 持续治疗直至松弛出现或该点的敏感性明显降低。

● 反射点治疗可在内脏手法治疗开始时进行，以达到内脏的整体放松。

抑制技术

抑制技术是对结构持续地施加压力。从反射角度来看，它们会使治疗点张力降低并且疼痛减轻。

抑制实施需要持续 30 秒至 2 分钟。

回弹技术

在此治疗方法中，你需按压器官的某些部位或将其附着结构拉伸至最大限度。然后突然释放这个结构，重复整个过程数次。

这是解除痉挛、松解粘连或固化的好方法。

能动性治疗

能动性的治疗通过手的辅助，采取直接或间接技术在三维空间改善器官的生理运动。

例如，你发现肝脏在额状面能动性受损，那么应该可以按照类似于松动体壁关节的原则（关节构成者一侧为固定端，另一侧为活动端）来治疗以恢复其全范围活动。这两端也可以互换，或者两端都可以作为移动端。集中关注需要改善的运动轴和运动平面。

直接治疗技术

将手放在器官上，然后直接松动该器官。

间接治疗技术

通过杠杆来松动器官，例如，你可以将肋骨作为杠杆来三维松动肝脏（见下文）。

直接技术和间接技术可以结合使用。

Barral原动性治疗

原则

起始位置

将手放在需要治疗的器官区域，不要按压患者的腹部，前臂放置于腹部，采取放松的坐姿。

测试步骤

当你能感觉到原动性运动时，评估其膨胀相和消退相的动作幅度和方向，以及整体运动节律。如果原动性运动在单相或双相都出现障碍，则患者需要治疗。

治疗

原动性的治疗是通过跟随未受损运动来间接治疗的，在该运动终点维持几个周期，然后跟随受损运动至新的终点。

你也可以尝试在其活动范围增加自由运动（促进作用）。随后检查受损运动方向是否得到改善。

重复该动作，直到原动性运动的节律、方向和幅度均恢复正常。

第 2 章

Finet-Williame 器官筋膜治疗

基础

身体中的筋膜由结缔组织构成,并形成一个连续的统一体。我们可以将筋膜分为浅层筋膜、中层筋膜和深层筋膜,但所有筋膜层之间都是相互连接的,遍布全身,形成一个完整的结缔组织整体结构。

故而我们可以得出以下结论:身体任何区域筋膜的动态活动性发生紊乱都会引起整体筋膜的反应。这就意味着人体深层筋膜的功能障碍可以在浅表组织中检测到。

> **注释**
> ● 身体的筋膜与不同组织彼此连接。
> ● 它会作为一个单元整体对紊乱(障碍)做出反应
> ● 身体深部筋膜的病理性牵拉可以由浅层筋膜的紊乱表现出来而被检测到。

筋膜的动态活动性可以被以下因素干扰:
● 粘连(由于手术、炎症或钝挫伤);
● 脱垂;
● 内脏痉挛;
● 体壁功能障碍;
● 颅骶功能障碍。

筋膜的动态活动性紊乱对器官的自主神经系统和血流供给动力学产生影响:
● 循环通道需要穿过器官的筋膜到达器官。
● 另一个恶性循环结果是:如果筋膜紊乱对器官的营养状态产生负面影响,那么器官的功能就会受损,

筋膜会产生非生理性牵拉反应。
● 筋膜的非生理性组织牵拉也会损害器官的能动性和原动性。这可能会导致器官功能受损或体壁症状。

我们以腹部手术后小肠粘连为例:肠襻附着于腹壁或彼此相连,我们可以发现患者一般会存在消化问题或腰痛。

> **注释**
> 筋膜的动态活动性受损会影响器官的自主神经系统和血流动力学。器官的能动性和原动性也会改变。

诊断原理

浅层筋膜随着更下一层筋膜的牵拉而产生变化。

内脏筋膜诊断的目的是通过触诊浅筋膜组织牵拉(促进测试)和自主神经反应(血流动力学测试)来获得位于其下方器官的筋膜信息。

通过对腹壁中浅筋膜的测试,我们就可以确定发生紊乱的器官。

器官筋膜治疗的原理

膈膜是腹部器官筋膜运动的"发动机"。在吸气时,在腹部器官向尾端(下方)移动的同时,筋膜也向尾端运动。除了向尾端运动,个体器官的筋膜还会发生伴随性旋转。

在治疗过程中,我们可以将呼吸运动作为松动元素。

治疗目的是通过松动腹部浅层筋膜恢复器官筋膜的生理动态活动性。每个器官都有其特定的松动方向，这将在第 2 篇的各个器官相关章节中进一步讨论。

呼气功能障碍的治疗技术原理

我们在本书中所讨论的 Finet-Williame 的任何筋膜技术都有对呼气功能障碍的治疗作用。

将手放在器官的诊断区域，向后按压，直至触碰浅层筋膜平面。

当已到达了正确的治疗平面后，其深度刚好在感觉到器官之前即已到达确切的治疗区。为了更容易找到这个区域，首先要深入按压腹部，直至你感觉到器官，然后退回一点儿。

在吸气相双手同时向尾端拉，如果条件允许，可以融入器官特异性旋转。在呼气相保持已经到达的位置。重复这个过程，直至到达筋膜运动的末端。然后在下一个呼气相释放。

重复这个过程 4~5 次。

禁忌证

- 急腹症；
- 肿瘤；
- 胆结石；
- 主动脉瘤。

血流动力学测试

起始位置

患者仰卧位，双腿伸展。治疗师站于患者身侧。

操作步骤

一手触诊患者的桡动脉搏动，另一只手放在存在问题器官的诊断区，并向后轻轻按压（图 2.1）。

测试序列

如果在对腹部施压的过程中脉搏暂时下降，这是正常反应。有时也会发生这样的情况，当你对腹部施压时，脉搏没有下降，但释放压力时，脉搏会暂时加速。在这两种情况下，就脉搏而言，我们都可以把它解释为生理性反应。测试结果均为阴性。

然而，如果在施加或释放压力的过程中，脉搏没有

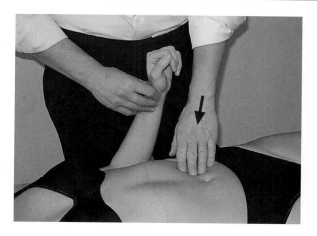

图 2.1

变化，测试结果为阳性，器官筋膜受到干扰。

在此测试过程中，要注意所施加的压力不要太大。

此测试可以用压力感受器的自主神经反射来解释。

筋膜促进测试

起始位置

患者仰卧位，双腿伸展。治疗师站于患者一侧。

操作步骤

双手放于腹部。

横向移动测试

一只手置于该器官诊断区域的前方，另一只手置于同一水平面的后方（如图 2.2）。

前-后促进测试。

双手重叠置于器官诊断区域（图 2.3）。

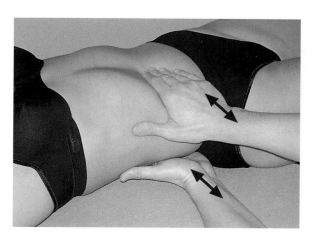

图 2.2

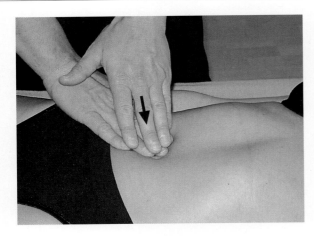

图 2.3

测试序列

　　在横向移动的过程中，双手进行浅筋膜的横向移位；在前–后促进的过程中于浅层筋膜平面轻微施压。

　　目标是对筋膜的张力及其动态活动性进行评估；在张力一致的状态下自由与和谐的运动是正常的。

　　第二步是突然释放压力，但不要完全将手离开触诊区域。评估筋膜的前后弹力：如果器官没有受到干扰，筋膜应该像紧绷的蹦床一样回弹。

　　如果在此测试中，你在运动路径过程中检测到较高的张力和不和谐的运动（受阻、迟缓、受限），或只是筋膜跟随性回弹（像绷得不够紧的蹦床），可以判断器官受到干扰。

第 3 章

Kuchera 循环技术

目标

器官可能受到其循环系统的影响,循环系统包括动脉、静脉和淋巴系统,以及交感神经和副交感神经。

通过以下治疗技术,我们可以干预器官的营养状态。这对有病理改变的器官来说非常重要,如胃炎。

要应用这些技术,首先要熟悉循环系统解剖学(图3.1),这将在相关个体器官的章节中进行阐述。

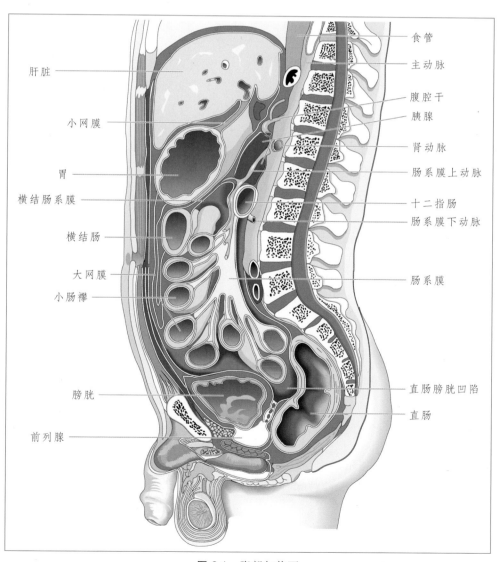

肝脏

小网膜

胃

横结肠系膜

横结肠

大网膜

小肠襻

膀胱

前列腺

食管

主动脉

腹腔干

胰腺

肾动脉

肠系膜上动脉

十二指肠

肠系膜下动脉

肠系膜

直肠膀胱凹陷

直肠

图 3.1　腹部矢状面

技术原理

动脉刺激技术

腹腔中的大血管干位于腹主动脉前，因此也位于脊柱前。在对应高度的脊柱进行治疗（徒手操作、松动等）可以刺激相关器官的动脉血供。

> **注释**
>
> 腹腔干提供上腹部器官血供——肝脏、胆囊、胃、脾和胰腺，以及十二指肠的起点，位于 T12~L1 水平。

> **注释**
>
> 肠系膜上动脉提供十二指肠、空肠、回肠、盲肠和结肠直到横结肠 Cannon-Böhm 点的血供，位于 L1~L2 水平。

> **注释**
>
> 肠系膜下动脉为从 Cannon-Böhm 点到直肠上段的结肠提供血供，位于 L3~L4 水平。

静脉刺激技术

胃肠道器官将血液导入门静脉，然后再由肝脏导入下腔静脉。对门静脉、肝脏或膈肌产生积极影响的技术可以改善胃肠道的静脉引流。

淋巴刺激技术

所有促进淋巴引流的技术都能改善器官的营养状态，如膈肌技术、大操作技术等。

自主神经协调技术

副交感神经 治疗迷走神经和骶部副交感神经的技术对内脏器官有协调作用，如颅骶治疗技术、咽喉部治疗技术、纵隔治疗技术等。

交感神经 在熟知器官神经支配的基础上，进行交感神经层面的协调治疗应遵循交感神经或神经丛的走行，例如，通过提肋技术、膈肌技术或刺激椎前神经节来刺激交感神经干。

治疗技术

自主神经协调技术

提肋技术
起始位置

患者仰卧位，双腿伸直，双臂置于身体两侧。治疗师站在患者一侧。

操作步骤

用双手指尖接触肋骨上方横突外侧的皮肤区域（图 3.2）。

将手指放于两侧，使患者的胸腔被动离开治疗床面。

治疗

保持这个姿势直到筋膜释放。然后有节律地摇动手指上方患者胸廓 8~10 次以刺激交感神经（图 3.3）。

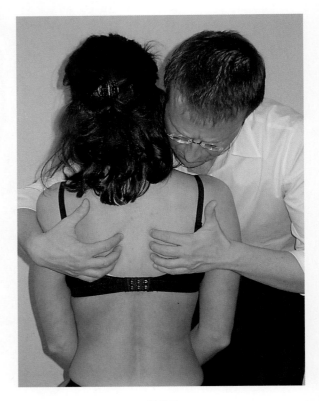

图 3.2

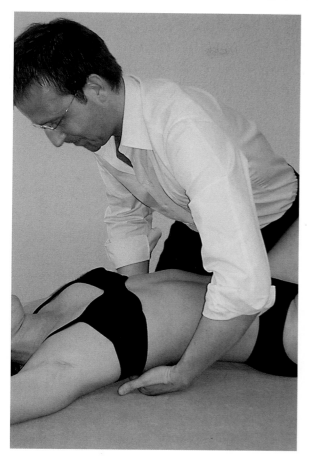

图 3.3

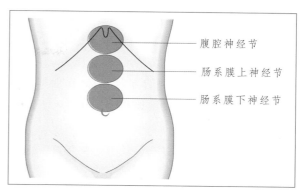

图 3.4　椎前神经丛腹壁投影

（图右侧标注，自上而下）腹腔神经节　肠系膜上神经节　肠系膜下神经节

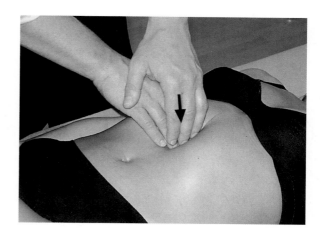

图 3.5

腹主动脉前神经丛的治疗

起始位置

患者仰卧位,治疗师站在患者一侧。

操作步骤

在腹主动脉前神经丛腹壁投影(图 3.4)上方,双手手指紧贴放于中间线上,让它们下沉进入腹部深处,直至到达神经丛(图 3.5)。在进入的过程中可能需要反复停下来等待筋膜释放。

治疗

当到达神经丛时,保持压力直至筋膜获得释放。然后通过反复使用回弹技术刺激腹主动脉前神经丛。

坐骨直肠窝的治疗

起始位置

患者侧卧位,髋、膝屈曲 90°,待治疗侧朝上。治疗师站在患者身前。

操作步骤

将尾侧手的手指放在坐骨结节内侧、尾骨外侧、结节附近,掌心朝上;头侧手从髂前上棘(ASIS)附近前方握住髂嵴(图 3.6)。

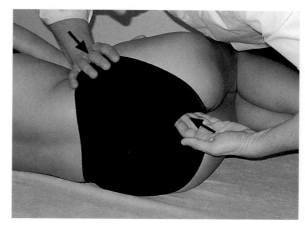

图 3.6

治疗

尾侧手向头端,向前(大约在头侧手的方向)小心地施加压力。等待筋膜释放,然后增加压力。尾侧手的压力作用于筋膜张力最大的方向,头侧手保持相对施压。治疗师可以通过小心地振动来操作。

> **注释**
>
> 在坐骨直肠窝/坐骨肛门窝,你可以发现阴部管(阿尔科克管)及位于其内的阴部静脉、阴部神经和阴茎/阴蒂的后部神经。

咽喉松弛技术

起始位置

患者仰卧位。治疗师站在患者身侧。

操作步骤

治疗师用头侧手的拇指和其余两三个手指固定下颌,尾侧手拇指和其余两三个手指放在口腔底部(图3.7)。

治疗

头侧手固定,尾侧手以平移方式松动口腔底部。当肌肉和筋膜释放时,双手向尾端移动,以同样的方式向下进行。在松动时,头侧手也可以与尾侧手交替进行。

当双手放置于颈部时,用力要轻柔,但也要足够深入,以松动喉部和颈部深处筋膜。这对深层血管神经通路及迷走神经有正向影响作用。

Barral 纵隔松弛技术

起始位置

患者侧卧位。治疗师站于患者身后。

操作步骤

治疗师将前侧手放在患者胸骨下 1/3 处,指尖指向头部。后侧手的指尖也指向头部,位于胸骨柄水平的脊柱上(图3.8)。

治疗

前侧手向尾端和向后施加压力,后侧手向头端和向前施加压力。双手同时突然释放压力(反弹技术)。重复此过程 8~10 次。手的位置是这样的:前侧手放在胸骨柄上,后侧手放在脊柱对应的胸骨下 1/3 处。前侧手向头端向后按压,后侧手向尾端向前方按压。

> **注释**
>
> 许多对胸腹器官的循环系统有重要意义的结构位于纵隔:
>
> - 交感神经干;
> - 迷走神经;
> - 主动脉;
> - 胸导管。

骶骨振动技术

起始位置

患者俯卧位。治疗师站在患者一侧。

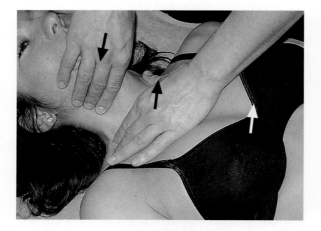

图 3.7

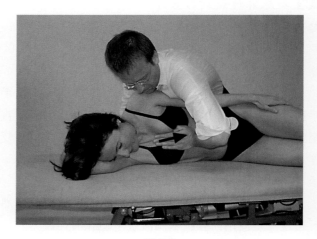

图 3.8

操作步骤

　　双手交叠放在骶骨的下 1/3 处，并向头端和前端施加压力（图 3.9）。

治疗

　　释放并节律性按压：以每分钟 150~180 次的频率振动骶骨。冲击治疗大约 2 分钟。

> **注释**
>
> 　　自主神经的神经节、神经丛和神经位于骶骨前面，与盆腔器官的动脉和静脉在一起。

骶骨骨内技术

起始位置

　　患者俯卧位。治疗师站在患者一侧。

操作步骤

　　双手平行放在骶骨上，两侧大鱼际彼此相邻（图 3.10）。骶骨两节段之间的过渡区位于两手中间。

治疗

　　用手间歇按压骶骨，制造出骨内的弧形张力。治疗时间为 1~2 分钟。

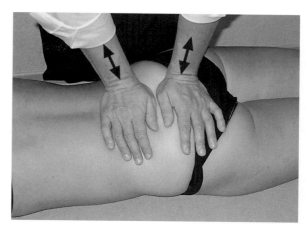

图 3.10

淋巴刺激技术

胸骨泵和胸骨回弹技术

起始位置

　　患者仰卧位。治疗师站在治疗床头端。

操作步骤

　　双手叠放在胸骨上，大鱼际位于胸骨角（图 3.11）。

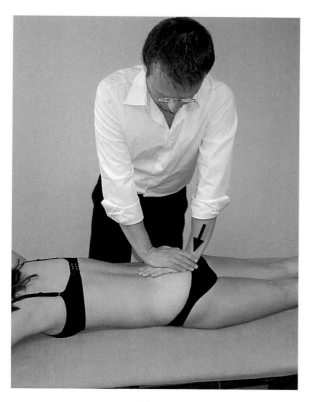

图 3.9

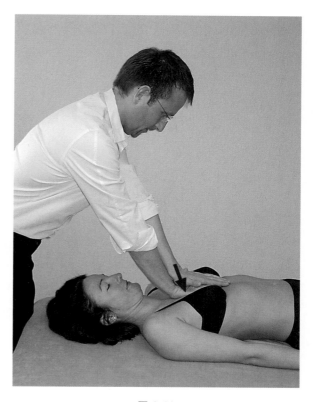

图 3.11

治疗

　　患者要深吸气。患者深呼气时,治疗师双手向尾端和向后按压。在下一次吸气时释放压力。重复此过程5~6 次。

　　治疗师可以用回弹技术作为泵技术的结束。

胸骨振动技术

起始位置

　　患者仰卧位。治疗师站在患者一侧。

操作步骤

　　双手叠放在胸骨上,大鱼际位于胸骨角(图 3.12)。

治疗

　　双手节律性向后按压胸骨。频率为每分钟 150~180 次,持续约 2 分钟。

腹部垂直振动技术

起始位置

　　患者仰卧位。治疗师站在治疗床尾端(图 3.13)。

操作步骤

　　治疗师掌心朝向患者足底,在足趾和跖骨头处抓握患者的脚,将它们向后推至活动范围末端。

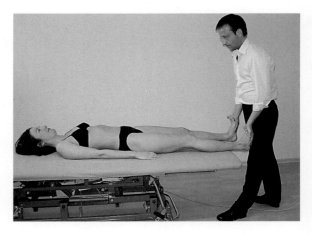

图 3.13

治疗

　　现在采用频率为每分钟 150~180 次的节律性冲击技术,持续约 2 分钟。垂直振动要有足够强度,这样你可以很容易在患者头部观察到振动。

大操作技术

起始位置

　　患者仰卧位。治疗师站在患者一侧。

操作步骤

　　双手放于腹部髂翼内侧,用双手托住整个肠道系统(图 3.14)。

治疗

　　患者要深吸气。当患者呼气时,治疗师将肠道向头端横膈膜下推动。在下一次吸气时释放压力。重复5~6 次。

　　然后停止,在吸气阶段释放压力,在呼气阶段再次

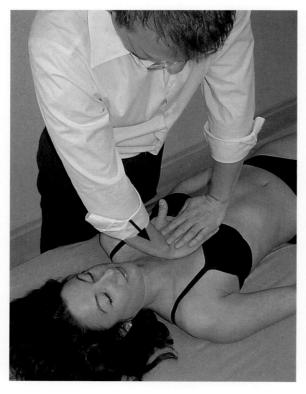

图 3.12

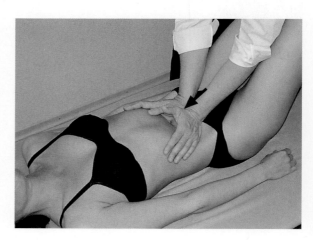

图 3.14

增加推动的压力。重复压力增加循环 2~3 次。最后在吸气阶段开始时突然释放压力。

静脉刺激技术

肝上振动技术

起始位置

患者仰卧位。治疗师站在患者右侧。

操作步骤

双手横向放在胸廓右半侧的肝脏区域（图 3.15）。

治疗

以每分钟 150~180 次的频率节律性地向内冲击约 2 分钟。

肝十二指肠韧带拉伸技术

起始位置

患者仰卧位。治疗师站在患者右侧。

操作步骤

治疗师头侧手握住右侧肋弓下的皮肤。将前臂放在胸廓上，使肘部指向患者的右肩。尾侧手放置于腹部肚脐上约五指宽和身体中线右侧两指宽处（为患者手指宽）。让尾侧手慢慢下沉到腹部深处（图 3.16）。

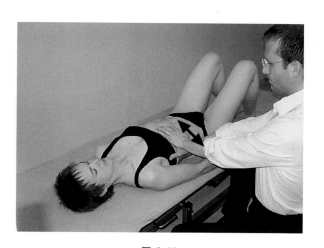

图 3.15

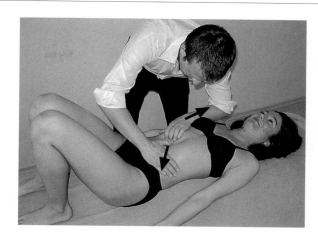

图 3.16

治疗

治疗师双手斜向两侧拉伸，此时，头侧手朝向右肩，尾侧手朝向患者肚脐方向。

> **注释**
>
> 三个重要循环结构走行于肝十二指肠韧带内（图 3.17）：
>
> 1.门静脉；
>
> 2.肝固有动脉；
>
> 3.胆总管。

膈肌技术

下部肋骨横向松动

起始位置

患者仰卧位。治疗师站在患者一侧。

操作步骤

双手向左右两侧展开，握住患者的下部肋骨（图 3.18）。

治疗

横向左右交替对胸廓施压。松动至少要持续 1 分钟。

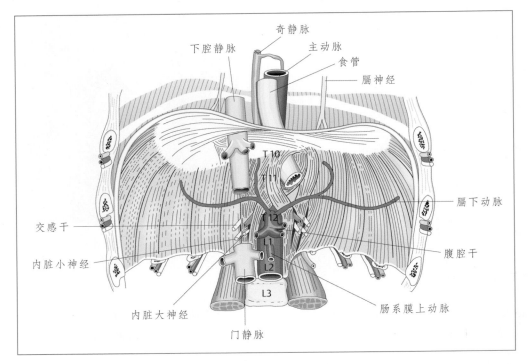

图 3.17 膈肌与循环系统的关系。

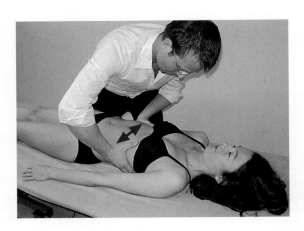

图 3.18

第 4 章

Chapman 反射点治疗

定义

Chapman 反射点是深层筋膜的"神经节状收缩"，可以被描述为微小的筋膜组织改变。

Chapman 反射点在形态学的位置相对恒定，与内脏器官相关。

Chapman 反射点所处的位置和与器官关联是可重复的。Chapman 和 Owens 的经验研究证实了 Chapman 反射点的存在。

位置和形状

前侧反射点(图 4.1)位于胸骨附近的肋间间隙。在这里，我们可以发现典型的"神经节状收缩"：它们大约是气枪子弹的一半大小，或约一颗豆子大小。

盆腔区域的反射点也有着类似的形状，尽管有些呈弦状或无形态分散分布。

后侧反射点(图 4.2)沿脊柱序列排列，位于脊柱棘突与横突末端之间。它们很少出现"神经节状收缩"。相对于前侧反射点，他们感觉更加肿胀，并从较深层次传递出一种弦状触感。

器官具有前/后侧反射点。在某些情况下，器官的反射点可在双侧发现。

治疗原则

触及反射点。为了达到这一目标，要非常轻柔地将一个手指放在反射点上，然后轻轻按压。反射点通常是非常敏感的，所以必须小心谨慎进行。

手指保持在反射点上，轻轻旋转给予治疗。

先治疗前侧反射点，然后治疗后侧反射点。持续治疗直至反射点的敏感性正常或反射点恢复一致性。

最后，再次检查前侧反射点。如果没有觉察到任何改变，有可能是器官病理改变太严重而不能在短期内被反射所影响，或者是存在必须首先治疗的其他功能障碍。

反射点的意义

Chapman 反射点首先是提供了一种诊断工具。为了解释它们的作用原理，有一种理论认为它们影响了淋巴液的运动。

此外，据说它们还可以通过自主神经系统影响内脏器官。

> **注释**
>
> Chapman 反射点：
>
> - 是一种诊断工具；
> - 可以影响淋巴循环；
> - 通过自主神经影响内脏器官。

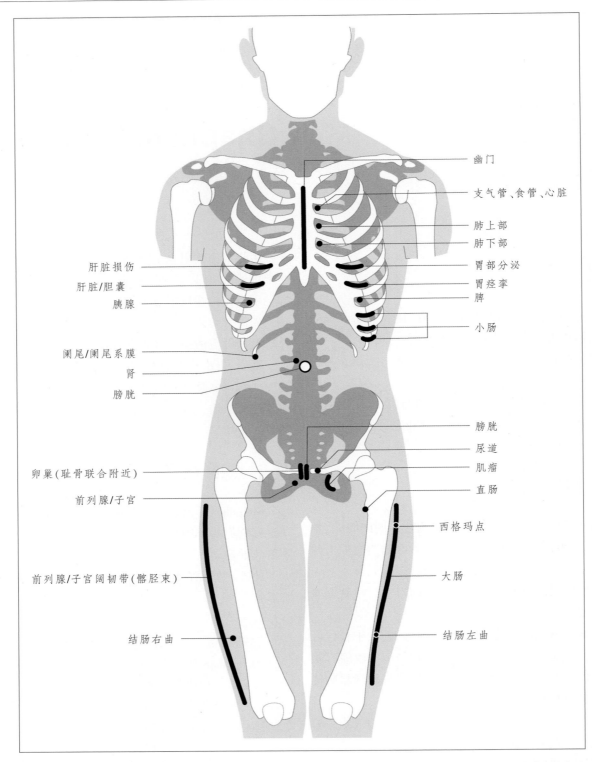

图 4.1　前侧 Chapman 反射点。（Adapted from Weber KG, Wiese M. Weiche manuelle Techniken der Ortho-Bionomy®. Praktisches Lehrbuch. 2nd ed. Stuttgart: Sonntag; 2005.）

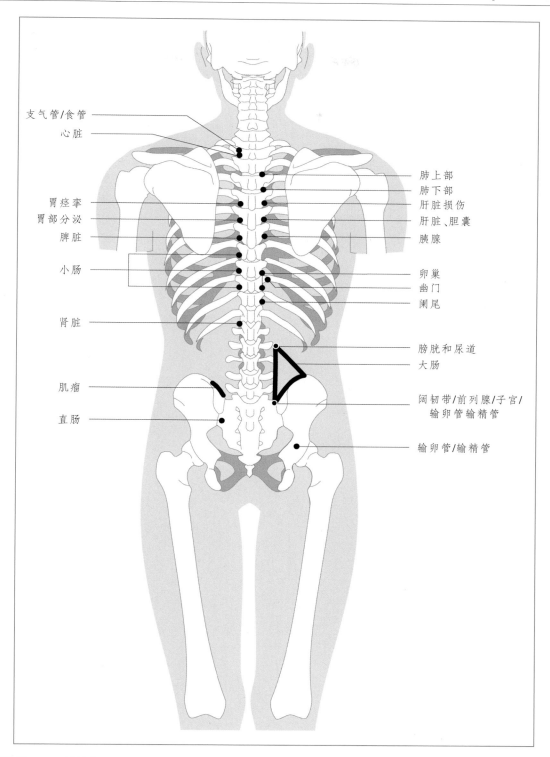

图 4.2　后侧 Chapman 反射点。(Adapted from Weber KG, Wiese M. Weiche manuelle Techniken der Ortho-Bionomy®. Praktisches Lehrbuch. 2nd ed. Stuttgart: Sonntag; 2005.)

第 2 篇　器官整骨学篇

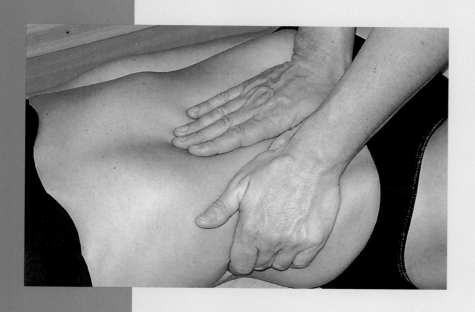

解剖学

概述

肝脏的宏观分区：

- 左右叶；
- 尾状叶；
- 方叶。

肝脏除"裸区"外均被腹膜所覆盖，裸区直接与横膈相连接。它真实重量为 1.5~2.5kg，但胸腔器官的引力（胸腔负压状态）和腹部脏器的压力使其重量下降，只有 400g 左右。

肝脏血流量约为 1.5L/min。

位置

肝脏位于右上腹部横膈下方。

头端边界

- 前部：第五肋间隙（ICS）在右侧，第六肋间隙在左侧；
- 左侧：约为通过左侧腹股沟韧带中点的身体的垂直线；
- 后部：T8~T9。

尾端边界

- 前部：下肋弓由右向左上升越过中线；
- 后部：T11~T12。

局部解剖关系

- 右侧的背外侧和前部：腹壁和肋骨 8~11；
- 横膈；
- 胆囊；
- 肝管/胆囊管/胆总管；
- 下腔静脉；
- 门静脉；
- 肝固有动脉；
- 食管；
- 胃；
- 右肾上腺；
- 右肾；
- 十二指肠：上部、降部；
- 结肠右曲；
- 与胸膜、肺、心包和心脏的间接接触。

附着和悬挂结构（图5.1）

- 腹腔内压力；
- 膨胀压；
- 冠状韧带；
- 左/右三角韧带；
- 镰状韧带；
- 肝脏圆韧带；
- 小网膜（肝十二指肠韧带及肝胃韧带）；
- 肝肾韧带；
- 下腔静脉。

循环系统

动脉

肝动脉来自腹腔干。

静脉

- 门静脉（收集脾脏、远端食道、胃、小肠、结肠、直肠上部、胰腺、胆囊的血液）；
- 下腔静脉。

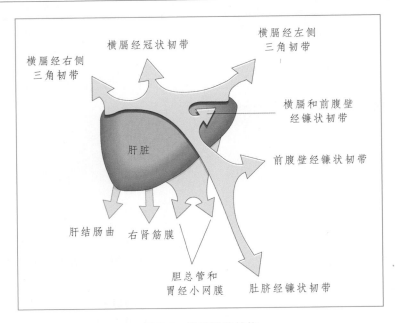

图 5.1 肝脏附着结构

淋巴引流

淋巴管与血管平行。

神经支配

- T7~T10 的交感神经通过内脏大神经和内脏小神经；
  - 在腹腔神经丛换元；
  - 迷走神经；
  - 肝包膜由膈神经支配（C3~C5）。

器官时钟

最大时间：1:00~3:00。

最小时间：13:00~15:00。

器官–牙齿关联

器官与牙齿之间的关系与背部的结缔组织区域系统或足部反射区相似。器官紊乱甚至仅仅是在功能上受到干扰都会反映在牙齿、邻近的牙龈或附近的黏膜上。即使没有相对应的损伤区域，牙齿也会受到损伤。也有可能是牙齿、牙龈或黏膜发炎。

同样，牙齿的损伤也会影响相应的器官。也就是说，即只有在牙齿或牙龈愈合后，器官受到的干扰才能解决。

因此对于整骨学家来说，了解各个器官与牙齿之间的相互关系，并及早采取策略预防误诊和错误治疗是非常重要的。由于这个原因，与器官相关的牙齿在这里被识别出来。在这种情况下，要始终记住，相邻的牙龈及黏膜也是这种关系的一部分。

> ● 两侧上颌的犬齿

Barral运动生理学

能动性

肝脏的能动性在三个平面的表现，如图 5.2 所示。

冠状面

吸气时，横膈促使肝脏外侧部分向下向内。从前面

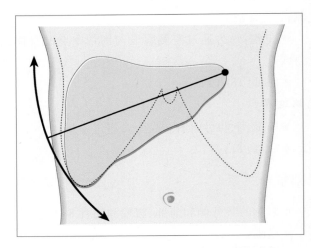

图 5.2 肝脏的能动性和原动性在冠状面的表现。

看,肝脏是逆时针旋转的。

运动轴为穿过左侧三角韧带的矢横轴。

矢状面

在此平面上,肝脏倾斜且头端部分向前,同时尾端边缘向后移动(图 5.3)。运动轴为额横轴大致穿过冠状韧带。

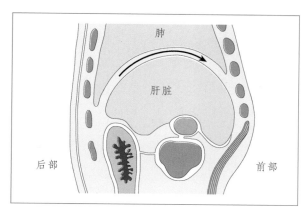

图 5.3 肝脏的能动性和原动性在矢状面的表现。

横截面

肝脏沿着穿过下腔静脉(近似解剖标志)的额矢轴向左旋转。从上面看,这是一个逆时针旋转(图 5.4)。

原动性

原动性运动在运动方向和轴向上与能动性运动一致。

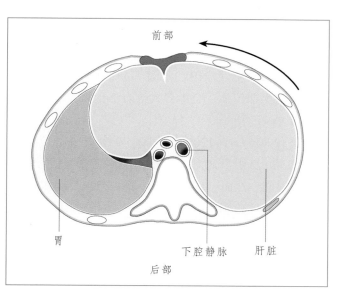

图 5.4 肝脏的能动性和原动性在横截面的表现。

生理学

肝脏的代谢功能(图5.5)

- 脂解作用(脂肪酸到辅酶 A 的代谢);
- 脂肪分解产生酮体,如在饥饿时,或重度糖尿病患者有丙酮气味的口臭;
- 脂肪生成(甘油三酯生成);
- 糖原生成和肝糖分解;
- 葡萄糖异生作用(由乳酸或氨基酸合成葡萄糖);
- 氨基酸合成蛋白(如清蛋白、球蛋白、纤维蛋白原、凝血酶原、维生素 K 依赖性凝血因子);
- 蛋白质的分解,例如雌激素;
- 氨性脑中毒的尿素氮生成,蛋白质分解的产物;
- 外源性毒素的分解和排泄,如药物;
- 储存,如糖原、维生素 A 或维生素 B_{12};
- 胆汁的生成和排泄;
- 胆固醇的合成和加工;
- 胎龄 6 个月前的造血部位。

肝脏以不同的方式对食物的三种基本元素(碳水化合物、脂肪和蛋白质)进行代谢,因此在中间代谢中起主导作用。

病理学

需要医学阐明的症状

- 黄疸;
- 反复发作性上腹痛;
- 不明原因的发热;
- 急性炎症;
- 恶病质。

黄疸

定义

胆红素的沉积导致血浆和结缔组织呈黄色。结缔组织首先变黄的是巩膜,其次是皮肤。当血浆中胆红素浓度超过 0.5mmol/L 时,就会出现这种现象。

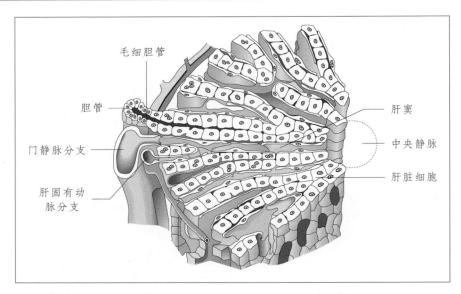

图 5.5　肝脏的显微解剖。来自肝固有动脉分支的富氧血液和来自门静脉的缺氧但营养丰富的血液一起流入中央静脉。肝脏的许多代谢过程发生在肝细胞中。这些细胞从肝窦的混合血液中获得必要的氧气和"建构材料"。

类型

● 肝前黄疸：红细胞破解率增加。随着肝脏正常代谢，累积的血红蛋白量超过了肝脏的处理能力。一个可能的原因是先天性溶血性贫血，如地中海贫血。

● 肝内黄疸：肝细胞受损并失去了分解血红蛋白的能力。一个可能的原因是急性肝炎。

● 肝后黄疸（阻塞性黄疸）：在这种形式的黄疸中，胆管受到损害。它们可以被阻塞在肝脏内部，例如肝硬化；或被阻塞在肝脏外部，如肿瘤或胆总管胆结石。其他原因如：

　　–脂肪肝；

　　–肝炎；

　　–十二指肠乳头狭窄；

　　–胆管炎；

　　–胰头癌；

　　–胰腺炎。

急性肝炎

定义

身体感染的致病性病毒侵害肝脏。

甲型肝炎

感染

甲型肝炎病毒（HAV）常通过粪–口传播，但也可能通过性传播或围生期传播。一个危险因素是去南方度假区域旅行；尤其在欧洲，甲型肝炎感染的传播也存在明显的南北分界线。

临床

潜伏期为 14~40 天。最常见的是前期出现流感样和胃肠道症状（饱胀感、食欲缺乏、恶心、腹泻、发热、关节痛）。其次是器官显示出黄疸，肝脏对压力敏感，肝细胞崩解，1/5 的病例出现脾大。

病程平均为 4~8 周；终身免疫。此类型既没有病毒携带者也不会慢性化。

乙型肝炎

感染

乙型肝炎病毒（HBV）通过非肠道（和针刺伤）、性接触或围生期传播。全世界大约有 2 亿人被感染。

临床

潜伏期为 60~120 天。非特异性初始阶段可能会被忽视；与甲肝相比，器官表现更为严重，且会持续较长时间。然而，大多数 HBV 感染者是无症状的。

5%~15% 的感染者由急性转变为慢性，可导致肝硬化或原发性肝细胞癌。在所有病例中有 2%~15% 是致命的，但也有健康且有传染性的病毒携带者。

建议主动免疫，接种乙肝疫苗。

丁型肝炎

感染

丁型肝炎病毒（HDV）依赖于 HBV，利用 HBV 的一部分进行自身繁殖。传染途径为非肠道或性接触感染。流行地区有意大利南部、巴尔干半岛、近东、非洲和南美洲。

临床

HDV 与 HBV 同时感染，潜伏期为 12~15 周。如果患者有 HBV 持续感染，潜伏期明显缩短，约为 3 周则有可能感染丁型肝炎。

感染 HDV 肝脏会产生严重的不良影响，而且因其导致的肝衰竭也不少见。大约 80% 的 HDV 感染慢性化。

预防这种感染是通过对 HBV 的免疫来实现的。

丙型肝炎

感染

丙型肝炎病毒(HCV)通过注射或性传播，占所有献血者的 0.5%~1.5%。HCV 抗体在经历过 HBV 感染的人群中明显更为常见。

临床

HCV 的潜伏期为 5~12 周。可能出现无症状病程。然而 50% 的感染是慢性的，发展为肝硬化或肝细胞癌并不少见。

HCV 是无法通过免疫来预防的。

戊型肝炎

感染

戊型肝炎病毒(HEV)的传播途径为粪—口途径。在发展中国家，这种传播途径被认为是 HEV 感染流行的罪魁祸首。

临床

病程与甲型肝炎病程相同，无慢性化病程，或无健康病毒携带者。

女性在妊娠最后 3 个月感染戊型肝炎病毒约有 25% 的死亡率。

慢性肝炎

定义

这种疾病状态是指炎症性肝病持续 6 个月或更长时间而无改善。

病因

- HBV 感染；
- HCV 感染；
- HDV 感染；
- 自身免疫性肝炎；
- 毒素(酒精、药物)。

临床

我们要区分持续型和进展型。持续型慢性肝炎以非特异性症状为特征，如疲劳、体重下降和弥漫性上腹部不适。预后良好；进展型慢性肝炎表现为疾病进展性发展，不仅表现出非特异性症状，而且还可表现为肝硬化症状，如食管静脉曲张。

脂肪肝

定义

脂肪肝是指肝细胞内脂肪沉积的增加。如果超过 50% 的细胞受到影响，我们称之为脂肪肝。如果只有不到 50% 的细胞受到影响，我们称之为肝脏脂肪变性。

病因

- 酗酒；
- 肥胖；
- 糖尿病；
- 怀孕；
- 毒素，例如食用毒蘑菇。

临床

在大多数情况下表现为肝大无症状。症状取决于病因。

酒精性肝损伤

定义

这种疾病状态是指过量饮酒或滥用酒精对肝脏产生的毒性作用。

临床

- 脂肪肝；
- 脂肪变性肝炎或急性酒精性肝炎伴肝功能不全乃至肝衰竭：
  - 肝脏按压疼痛；
  - 恶心，体重下降；
  - 发热；
  - 黄疸；
  - 腹腔积液；
  - 肝脾大；
  - 肝性脑病。

● 酒精性肝硬化。

肝硬化

定义

正常肝组织发生不可逆的纤维化改变并且生理性微叶结构被破坏。

病因

● 酒精；
● HBV、HCV、HDV；
● 药物治疗；
● 胆囊纤维化；
● 慢性右心功能不全；

临床

肝衰竭：
● 组织结构改变：肝脏增大，表面硬化、凹凸不平(肝脏终末期会缩小)，肝脏灌注不足；
● 黄疸；
● 肝性脑病；
● 腹腔积液及足踝水肿(清蛋白缺乏)；
● 贫血；
● 有出血倾向。

雌激素所主导：
● 蜘蛛血管瘤；
● 男性有胸毛脱落，腹部脱毛，睾丸萎缩；
● 手掌红斑；
● 男性乳腺发育。

门脉高压：
● 脾亢进伴骨髓改变及多发性贫血和出血性易感体质；
● 脾大；
● 食管静脉曲张；
● 脐周静脉曲张；
● 外痔；
● 腹腔积液。

一般性症状：
● 疲劳；
● 工作效率下降；
● 非特异性上腹部不适；
● 恶病质。

门脉高压

定义

门静脉系统压力增加 15mmHg(1mmHg≈0.133kPa)以上。

病因

门静脉系统血流受阻。这种血流阻塞可以是肝前、肝内或肝后性的。

可能原因包括：
● 肝前性：门静脉血栓形成；
● 肝内性：肝硬化；
● 肝后性：右心功能不全。

临床

门静脉旁路循环进展：
● 食管静脉曲张；
● 脐周静脉曲张；
● 外痔；
● 腹腔积液(浆液性渗出，例如通过肠系膜静脉)；
● 脾大。

原发性肝细胞癌

定义

原发性肝细胞癌是最常见的肝脏恶性肿瘤，由肝细胞退行性病变发展而来。需注意它和肝外肿瘤的肝转移的鉴别。

病因

● 酗酒；
● 慢性 HBV 和 HCV 感染；
● 黄曲霉素中毒(麦角生物碱)。

临床

● 肝硬化失代偿期症状；
● 恶病质。

整骨学实践

主要症状

● 疲劳；
● 黄疸。

典型功能障碍

- 粘连/固化；
- 代谢活动减少,总体活力缺失。

相关结构性功能障碍

- C 0/1 和 C1/2；
- T7~T10；
- 右侧肋骨 R7~R10；
- 右侧或双侧为 C4~T1。

非典型症状

整骨链通常遵循筋膜结构,或者可以基于器官自主神经支配的反射性给予解释。由于筋膜为相互连接的组织连续体,因此在距原始原因很远的位置会出现体壁症状或功能性症状。在这种情况下,整骨链描述了从病因到症状的解剖功能(通常为筋膜)路径。

例如:肝炎会导致肝脏运动障碍。这种动态紊乱通过横膈传递至胸膜壁层,再到胸膜穹隆。为了适应此动态紊乱,颈胸膜韧带产生了非生理性组织张力传至下颈椎,结果导致椎体错位,患者出现颈肩痛的体壁症状。

相同病因,我们还可以推导出一条自主神经反射性整骨链。

T8~T9 椎体反复复发性功能受限可能是过去的肝炎病史所致。肝脏的功能障碍影响交感神经传入信息流,信息流出现在相应脊髓水平节段,节段所支配的体壁骨骼肌的张力反射性改变。肌肉张力改变导致相关节段椎体功能障碍。因此,我们可以看到这些椎体受限并产生相应症状(例如,运动疼痛和呼吸障碍),本案例在 T8~T9,其实是因为肝脏尤其是受这些节段的交感神经所支配。

以下一系列症状,可以用整骨链来解释,也可以通过患者病史来解释:

- 睡觉不安；
- 与激素周期相关的女性消化问题(孕酮的影响)；
- 右侧卧或腹部卧位睡眠不耐受；
- 睡眠受到干扰,可能凌晨 1:00~3:00 点醒来,浑身是汗；
- 右上腹疼痛或恶心；
- 不能忍受某些食物,如脂肪、咖啡、酒精、巧克力、鸡蛋、猪肉、洋葱。

与其他专家不同,Barral 还列出了器官的如下特异性症状:

- 进食后 1~2 小时畏光；
- 头部两侧疼痛,伴随固定时间间隔的颈痛或眼眶痛；
- 慢性鼻窦炎；
- 头皮过敏；
- 丙酮味的口臭；
- 油性头发和皮肤；
- 脱发。

整骨学治疗适应证

- 粘连；
- 胆道充血；
- 代谢活动减少,一般性活力减弱；
- 免疫防御降低；
- 肩周炎,多见于右侧；
- 坐骨神经痛,尤指左侧(伴腰升静脉和奇静脉系统轻微受阻)；
- 右侧小腿痛；
- 另见上文"非典型症状"。

整骨学治疗禁忌证

- 黄疸；
- 急性炎症；
- 心力衰竭失代偿；
- 如果肝脏治疗引起明显的自主神经反应,例如强烈的恶心、呕吐、出汗、头晕、心动过速和虚脱,那么则需停止治疗；
- 肝脏或胆囊的肿瘤；
- 可触及的颈部或锁骨淋巴结肿大；
- 肝大；
- 脾大。

临床应用注意事项

作者认为,肝脏在内脏手法治疗中起着举足轻重的作用,它不仅负责许多饮食方面的生理任务,而且还与身体其他区域有多方面的神经解剖学和形态学关系,这些区域出现的症状主要表现在体壁,通常远离肝脏,但多为肝脏疾病所致。

有很多原因可以解释为什么肝脏常出现整骨学功能障碍,甚至是病理改变。有许多疾病会影响肝脏:甲型肝炎、乙型肝炎、传染性单核细胞增多症(普费弗腺热)和其他一些会发生在肝脏的病毒感染。

此外,错误的饮食会损害肝脏(如脂肪肝)。由于肝脏是许多外源性和内源性物质分解的部位,所以我们经常会发现肝脏内毒素过多,以至于无法正常工作。药物的毒素可以通过肝脏排出。如果患者必须定期服用药物(如对乙酰氨基酚),单凭这一点就足以引起功能障碍甚至结构性肝损伤。

雌激素也在肝脏分解,所以口服激素会对肝脏的新陈代谢造成额外的压力。

酒精(乙醇)是所有肝脏毒素中最普遍和最为社会所认识的。对于那些天生就不能很好地自然分解酒精的人,或者因为疾病或药物而导致额外肝脏压力的人,即使是保持在每日"健康"的酒精摄入量也会导致肝脏损伤,这不仅仅是在整骨学领域。作者认为,如果每日饮酒量明显减少,下面所述的众多腹部和体壁症状就不会出现。

肝脏对任何形式的致病性负荷因素都会通过肿胀做出反应。多数情况下不会增大,但在肋弓下可触及紧张性阻力。与健康肝脏相比,显然对压力更为敏感。如果这种疾病转变为慢性,一般性症状并不一定与肝脏有关,如炎症易感、口腔炎、睡眠不安和缺失活力、喉炎,甚至由于雌激素过多而导致勃起功能障碍和体重增加。一旦毒素负荷减少,器官就能够恢复,这些伴随症状就会消失。

除了一般性症状外,基于肝脏所触发的整骨链,还会出现其他体壁症状。

早晨醒来时,肝脏肿胀会导致腰椎脊柱序列(LSC)区域的背部疼痛。起床后 20 分钟左右疼痛减轻。由于肿胀损害了经肝脏的血液流动,进而导致门静脉血液回流。此症状应与肝硬化伴有腹腔积液、食管静脉曲张的瘀血相鉴别。

然而,经肝脏血流受阻确实会产生血流动力学的影响,更多是在微循环或整骨学方面。血液经肠系膜下静脉回流至直肠上静脉,与直肠下静脉形成吻合;这些反过来又关联到髂内静脉,并最终关联到髂总静脉。腰升静脉(在横膈上继续作为奇静脉和半奇静脉)也流入这个大静脉。它接收来自椎间静脉的血液,椎间静脉引流椎内静脉丛的血液。肝脏内的血液流通受阻会导致

血液堵塞回流,直至无瓣膜静脉丛,而无瓣膜静脉丛又会刺激神经根、脊髓或后纵韧带。可导致局部背痛、感觉异常或疼痛放射到腿部。在卧位时,肝脏血流受阻特别明显,因为在这种姿势下,脊椎静脉丛只能通过呼吸(而不能通过脊柱或腿部肌肉泵的运动)引流。因此,患者醒来时背部疼痛,但在起床几分钟后疼痛消失,这是由于额外肌肉泵的作用。肝脏治疗常常会在这里产生"奇迹"。

肝部肿胀引起肝包膜刺激。该结构由膈神经支配,膈神经向上传递传入信息进入脊髓。在那里,信息在脊髓节段水平进行处理,并对节段性传出信息流做出反应:节段所支配肌肉表现高张力反应。

以下肌肉会做出反应:
- 肩胛提肌;
- 前斜角肌和中斜角肌;
- 锁骨下肌;
- 冈上肌;
- 冈下肌;
- 大圆肌和小圆肌;
- 菱形肌;
- 三角肌;
- 肱肌;
- 肱二头肌。

这些肌肉中的一块或数块产生的高张力对肩关节的生物力学有着相当大的影响。随着时间的推移,可能会出现撞击综合征、三角肌下滑囊炎、肩袖撕裂、肩锁关节病或肱二头肌腱炎。

例如,颈椎脊柱序列(CSC)的不同障碍、肩胛间疼痛或肩胛上角疼痛也可能来自肩胛提肌、菱形肌或斜角肌。

斜角肌和锁骨下肌可在手臂导致不同的循环系统综合征:胸廓出口综合征、肱骨外侧/内侧上髁炎、掌腱膜挛缩症和创伤后反射性萎缩病为严重的肩–臂疾病,可由上述两个肌群的反射性高张力引起,而且我们只有将肝脏作为主诉的病因进行治疗才能有效。

肝脏的交感神经支配来自 T7~T10 节段。总体来说,这与肝包膜的神经支配是相同的:传入刺激流的节段性处理导致节段所支配肌肉高张,在这种情况下,节段所支配肌肉是指部分腹肌、肋间肌和自控性背部肌肉。

患者因同一椎体或肋骨反复发生功能障碍而就诊,以肝脏为例,节段 T7~T10 出现功能障碍时需要仔

细检查与这些节段相关的器官。

肝脏是接收未回流心脏前全部胃肠道静脉血的器官。这样身体就能确保所有食物成分都经过肝脏，在肝脏中进行加工，而不必先在全身进行循环。然而，这确实会导致静脉血液在流经肝脏受阻时的回流问题。肝硬化会产生严重阻塞，表现为食管静脉曲张或脾大。但即使是感染后流经肝脏血液受阻，或是运动障碍所导致整骨学方面的阻塞，也可以在器官上游观察到（参见之前清晨背痛的例子）。此外，肝脏血流受阻的影响也可以在胃和小肠中观察到。这两种器官在静脉充血时都会发生自身的组织紊乱（从胃肠胀气到胃溃疡）。

就局部解剖而言，肝脏与许多器官相连。如果肝脏有功能障碍，这里再次特别提到整骨学肝脏血流受阻，则相邻器官的能动性也会受到负面影响，在某些情况下会出现病变。在这种情况下，一些器官或结构特别容易受到影响，如肾脏、胃、十二指肠和膈肌。肝脏功能障碍对特定器官的具体影响将在本书相关章节进行讨论。

整骨学测试和治疗

直接松弛肝脏

Barral 额状面技术

起始位置

患者坐位。治疗师站在患者身后。

操作步骤

左手越过患者左肩置于右侧肋弓外侧部分的腹壁上——锁骨中线外侧。右手从患者右侧腋窝下穿过，放到左手旁边（图5.6）。

将患者置于脊柱后凸位。在此双手同时向后滑动，远低于肝脏。

测试序列

接下来将手移至肝脏下方，触及肝脏，评估肝脏组织表面的硬度、痛感和均匀性。

肝脏应柔软、光滑，对压力不敏感，以便继续治疗。此时不应出现自主神经的过度反应。

按压肝脏组织，将肝脏从横膈下方提起。突然释放压力，使肝脏下降，并评估下降的速度；如果肝脏下降速度缓慢如蜂蜜流下，这表明右三角韧带弹性小。该韧

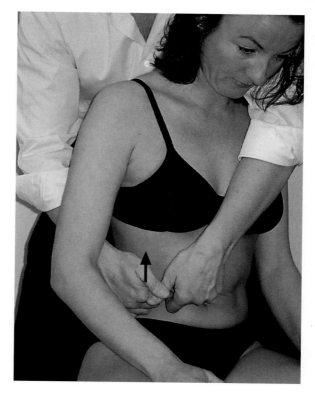

图 5.6

带必须能够充分伸展，肝脏才能在额叶平面内无干扰地运动。

治疗

为达到治疗目的，将肝脏提起再让它下降数次，就像在测试中一样。在重复6~8次之后，大多数情况下下降速度恢复正常，并且右侧三角韧带被松弛了。

Barral 矢状面技术

起始位置

患者坐位。治疗师站在患者身后。

操作步骤

右手经患者右侧腋窝下置于右肋弓下的腹壁上，锁骨中线外侧。左手越过患者左肩向内侧紧贴右手，这样双手手指置于整个右肋弓下方彼此紧贴（图5.7）。

将患者置于脊柱后凸位。在此双手同时向后滑动至肝脏下方较远处，最后双手向头端滑动，最终使肝脏落在手掌上。

测试序列

从指尖开始，使肝脏产生向前倾斜运动。释放向前倾的压力，让肝脏向后倾。在这里再次评估下降的速度。如果肝脏下降缓慢，则表明冠状韧带的弹性较小。韧带必须能够充分伸展，肝脏才能在矢状面上无干扰

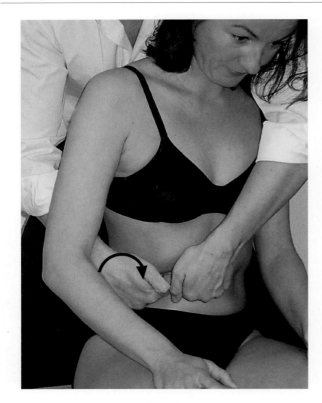

图 5.7

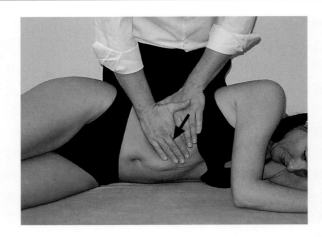

图 5.8

地运动。

治疗

为达到治疗目的,促进肝脏活动,再让它下降数次,就像在测试中一样。在重复 6~8 次之后,大多数情况下下降速度恢复正常,冠状韧带也被松弛了。

间接松弛肝脏

Barral 肋骨上方额状面技术

起始位置

患者左侧卧位,双腿屈曲。治疗师站在患者身后。

操作步骤

将头侧手的小指侧放在患者的右肋弓外侧上方的肋骨区域。尾侧手低于头侧手位于右肋弓上,但靠近腹外侧(图 5.8)。

先将肋骨压向肝脏,然后通过增加对肋骨的压力使肝脏向尾端向内侧运动。在运动结束时,保持位置不变,使用振动或微弱的回弹技术进行松弛。

以同样的方式在相反方向进行松弛(向头端向外侧)。

变式

另一种位置摆放:治疗师的一只手放在患者的肋弓后面,另一只手放在肋弓前面。

Barral 肋骨上方横截面技术

起始位置

患者左侧卧位,双腿屈曲。治疗师站在患者身后。

操作步骤

将头侧手的小指侧放于患者右肋弓外侧的第五/第六肋区域。手指指向前方,拇指指向后方。尾侧手以同样的方式低于头侧手置于右肋弓上。在第一步,把肋骨压向肝脏,然后通过增加对肋骨的压力使肝脏向左旋转(从上面看是逆时针旋转)。在运动结束时,保持位置不变,使用振动或者微弱的回弹技术进行松弛(图 5.9)。

以同样方式在相反方向进行松弛(向右旋转),但运动范围明显缩小。

变式

另一种位置摆放:一只手放在肋弓后面,另一只手放在肋弓前面。

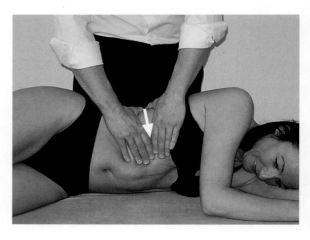

图 5.9

Barral *肋骨上矢状面技术*

起始位置

患者左侧卧位,双腿屈曲,治疗师站在患者身后。

操作步骤

将头侧手放在患者右肋弓后面的第五/第六肋水平上;尾侧手放在右肋弓前面,小指侧位于肋弓下缘。先把肋骨压向肝脏,再用双手在矢状面松弛肝脏,头侧手向前向上推,尾侧手向后向下推。在运动结束时,保持位置不变,使用振动或者微弱的回弹技术进行松弛(图 5.10)。

以同样方式,在相反方向进行松弛,但运动范围明显缩小。

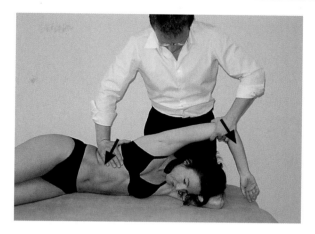

图 5.11

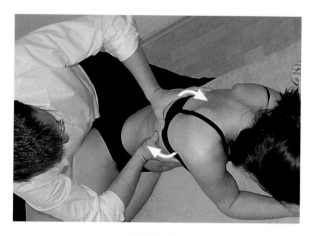

图 5.10

Barral *额平面手臂长杠杆技术*

起始位置

患者左侧卧位,双腿屈曲。治疗师站在患者身后。

操作步骤

将尾侧手置于患者右肋弓腹外侧上覆盖的肝脏,指尖指向前方。头侧手握住患者右手并引导其外展,直到运动传至肋弓。

将尾端手作为固定点,头侧手通过增加手臂外展在额平面上松弛肝脏(图 5.11)。在运动结束时,保持位置不变,尾侧手使用振动或者微弱的回弹技术进行松弛。

通过这种方式可以提高肝脏与膈膜之间表面滑动的灵活性。

变式

可以选择让固定点与移动点进行交替,或者两个点都作为移动点实施杠杆技术。

也可以选择仰卧位作为起始位。

Barral *额状面腿部长杠杆技术*

起始位置

患者仰卧位,双腿屈曲。治疗师站在患者的左侧。

操作步骤

将头侧手大鱼际放于患者右肋弓的下方,用它向头端外侧推动,尾侧手握住患者右膝(图 5.12)。

头侧手向头端外侧方向松弛肝脏,而尾侧手将双膝向左拉,直到运动到达头侧手。在运动结束时,对身体施加一个持续或间歇性的牵拉。双手都是移动点。

松弛会对其尾端内脏关节的滑动面产生影响。

变式

可以让一只手作为固定点,另一只手作为移动点。

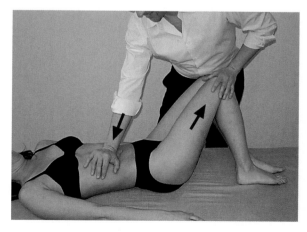

图 5.12

Barral的肝泵

起始位置

患者仰卧位,双腿屈曲,治疗师站在患者的左侧。

操作步骤

　　将头侧手以这样的方式叠放于患者的右肋弓,手指平放指向后方,而手掌位于肋弓外侧,尾侧手小指侧置于肋弓下方(图5.13)。

　　在患者呼气时,尾侧手向右肩方向推动,同时头侧手向尾侧手拉动肋弓,这样肝脏就被压缩了。在吸气时,保持所达到的位置,并在下一次呼气时进一步压缩。

　　重负这个动作,在 2~3 次呼吸后,要求患者深吸气,在吸气开始时双手同时突然释放压力。

变式

　　也可以把尾侧手的手掌放在肋弓下方。

肝脏振动技术

起始位置

　　患者仰卧位,双腿屈曲。治疗师站在患者的左侧。

操作步骤

　　将右手小指侧置于患者肋弓的下方,左手放在右手上(图5.14)。双手以每分钟 150~180 次的频率轻轻

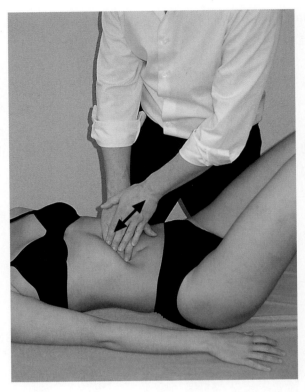

图 5.14

地间歇按压肝脏。持续振动约 2 分钟。

　　该技术具有良好的循环系统效应。

Barral肝脏原动性测试与治疗

起始位置

　　患者仰卧位,双腿伸直。治疗师坐在患者的右侧,面向头部。

操作步骤

　　将右手不施加压力置于患者的腹部。大鱼际位于右侧下部肋骨肝脏上方,指尖指向左侧胸廓左三角韧带区域。前臂放于腹部(图5.15)。

测试序列

　　测试原动性运动。评估原动性运动在膨胀相和消退相的幅度和方向,以及整体动作的节律。如果原动性运动在一个或两个相位出现障碍,患者需要治疗。

治疗

　　原动性运动是通过跟随未受损运动来间接治疗的,在这个运动的终点停留几个循环,然后跟随受损运动到达新的终点。

　　也可以尝试增加其自由活动范围(促进)。随后检查受损运动方向是否得到改善。

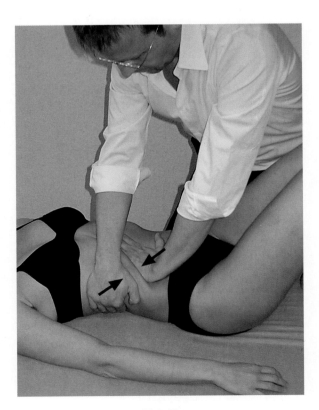

图 5.13

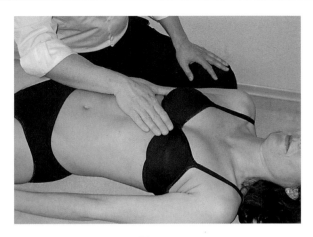

图 5.15

重复此操作数次，直到原动性运动的节律、方向和幅度恢复正常。

最好在额状面测试原动性运动。

Finet和Williame筋膜治疗

整体技术

起始位置

患者仰卧位，双腿伸直。治疗师站在患者的右边。

操作步骤

将右手紧邻着患者右肋弓前面的下方，示指桡侧置于肋弓下缘。左手放在肋骨后面，与前方手的高度相同。右手向后按压，直至到达筋膜平面(图 5.16)。

治疗

在吸气相双手同时向尾端拉，在呼气相保持已到达的位置。重复这个过程，直至到达筋膜运动的终点，

在下一次呼气时释放拉力。

重复整个治疗过程 4~5 次。

肝叶技术

起始位置

患者仰卧位，双腿伸直。治疗师站在患者的右侧。

操作步骤

双手叠放在患者右肋弓下的腹部：

- 在墨菲点区域；
- 在墨菲点内侧；
- 在墨菲点外侧。

指尖指向头端。用双手向后按压，直至到达筋膜平面(图 5.17)。

治疗

在吸气相双手同时向尾端拉，在呼气相保持已达到的位置。重复这个过程，直至到达筋膜运动的终点。在下一次呼气时，释放拉力。

重复整个治疗过程 4~5 次。

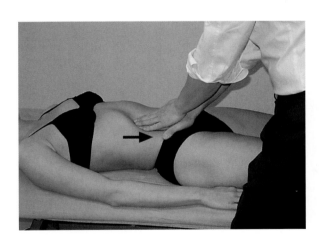

图 5.17

Kuchera循环系统技术

动脉刺激技术

- 通过脊柱序列操作刺激腹腔干；
- 横膈技术。

静脉刺激技术

- 肝泵；
- 肝十二指肠韧带拉伸；
- 横膈技术。

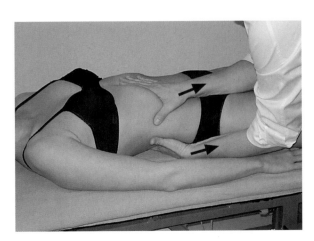

图 5.16

淋巴刺激技术
- 胸腔和腹腔淋巴引流；
- 横膈技术。

自主神经协调技术

交感神经系统：

交感神经干 T7~T10 刺激技术：
- 提肋技术；
- 抑制椎旁肌；
- 振动技术；
- 徒手操作技术；
- Maitland 技术；
- 腹腔神经丛刺激技术；
- 横膈技术。

副交感神经系统：

迷走神经刺激技术：
- 颅骶治疗；
- 喉部操作技术；
- 胸廓技术(回弹技术)；
- 横膈技术。

Chapman反射点治疗

肝脏位置

前侧。第 6~7 肋间隙，胸骨旁外侧，大约与乳头线平行；只出现在右边。

后侧。在 T6~T7 两个横突之间，棘突与横突尖连线的中点；只出现在右边。

肝虚

前侧。第 5~6 肋间隙，胸骨旁外侧，大约与乳头线平行；只出现在右边。

后侧。在 T5~T6 两个横突之间，棘突与横突尖连线的中点；只出现在右边。

治疗原则

触及反射点。为达到治疗目的，轻轻地把手指放在患者的反射点上，仅施加轻微压力。反射点通常是非常敏感的，因此必须谨慎操作。

患者的手指保持在患者的反射点上，轻轻旋转进行治疗。

先治疗前侧点，然后是后侧点。持续治疗，直到反射点的敏感性正常化或反射点恢复一致性。

最后，再次检查前侧反射点。如果没有觉察到任何改变，有可能是器官病理改变太严重而不能在短期内被反射所影响，或者是存在必须首先治疗的其他功能障碍。

给予患者的建议

- 避免食用含硫的食物，因为硫会影响肝脏和胆囊的功能，如薯片、方便食品、蘑菇罐头、腌制食品等；
- 避免食用有刺激性的食物；
- 肝脏净化。每天采取以下措施(至少持续 14 天)：
  - 一个柠檬榨汁，一汤匙冷榨橄榄油，再加一点儿水饮用；
  - 吃苦味绿色蔬菜；
  - 用湿毛巾热敷肝区；
  - 每天饮用 2~3L 水。

第 6 章

胆囊

解剖学

概述

    胆囊是一个中空的梨形器官,长 8~12cm,宽 4~5cm,其容量约 40~70mL,是贮存胆汁的器官。

    它分为:

- 底部;
- 主体;
- 颈部。

    肝管(肝内胆汁)与胆管(胆囊内胆汁的引流路径)合并形成胆总管,经胆胰壶腹(十二指肠大乳头)通向十二指肠的下行部分。

    肝管长 3~4cm,直径为 3~4mm。胆总管长约 6cm,直径为 5~6mm。在入口处它缩小至大约一半。

    胆囊颈部的黏膜折叠成螺旋状皱襞,这样可以阻止胆汁不受控制地排出。

位置

    胆囊位于肝脏后方的腹膜内(图 6.1)。

    胆囊的轴向是从尾端右前方至头端左后方。

体壁投影

    胆囊底部位于墨菲点:将肚脐与右侧乳头或右侧锁骨中点画线相连。在这条线穿过右肋弓下部处可以触及胆囊底部。在儿童中,此点更靠近中间内侧。

    胆囊管与肝管在 L1 下缘高度(肝十二指肠韧带处)合并构成胆总管。胆总管位于前体壁下 10~15cm 处。

    胆囊的初始端部分仍在韧带内走行,即腹膜内。在十二指肠上部上缘穿过十二指肠后部;在这里它的位

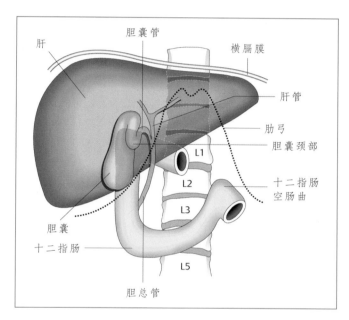

图 6.1 胆囊的位置

置变成了腹膜后。它在右侧形成一个弓形,越过胰头,从后方进入十二指肠降部,在大约 L3 高度十二指肠大乳头处结束。它于止点前在十二指肠降部后侧形成一个大约 2cm 长的折痕。

局部解剖关系(图6.2)

胆囊

- 肝脏;
- 十二指肠;
- 大网膜;
- 小网膜;
- 腹膜。

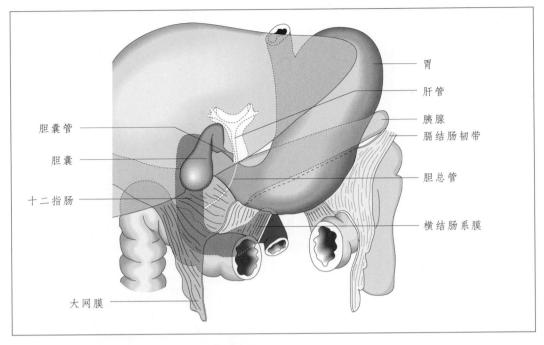

图 6.2　胆囊的局部解剖关系

图中标注：胃、肝管、胰腺、膈结肠韧带、胆总管、横结肠系膜、胆囊管、胆囊、十二指肠、大网膜

胆总管

- 肝十二指肠韧带；
- 肝固有动脉；
- 门静脉；
- 十二指肠上部后方；
- 胰腺；
- 十二指肠乳头和十二指肠降部；
- 下腔静脉。

附着和悬挂结构

- 膨胀压；
- 器官压力；
- 通过结缔组织与肝脏连接。

循环系统

动脉

胆囊动脉(来自肝固有动脉)。

静脉

胆囊静脉(回流至门静脉)。

神经分配

- 交感神经系统从 T7~T10,经内脏大、小神经；
- 在腹腔神经丛切换；
- 迷走神经；

- 膈神经,感觉分支。

器官时钟

最大时间：23:00~1:00。

最小时间：11:00~13:00。

器官—牙齿关联

基本信息见第 32 页

- 两侧下颌的犬齿

Barral运动生理学

能动性

胆囊的能动性与肝脏的能动性相互结合。我们没有发现其有任何独立的能动性。

原动性

胆总管呈 S 型运动：呼气相可以检测先后内方向运动,然后再向前外侧运动；吸气相方向与之相反。

胆囊运动与肝脏运动是相结合的。

生理学

肝脏每天产生 800~1000mL 胆汁。通过去除水和电解质,储存在胆囊里的胆汁会浓缩 10~12 倍。

胆囊内胆汁的组成

- 等渗盐水;pH 值为中性至微碱性;
- 黏液;
- 胆色素(胆红素及少量胆绿素);
- 胆盐;
- 胆固醇;
- 类固醇药物和其他外源性物质。

胆盐在肝脏中由胆固醇和甘氨酸及牛磺酸生成。它们可以激活小肠和胰腺中的脂肪酶,作为独立的分子,其具有亲水(氨基酸)和亲脂(胆固醇)的两面性。在肠腔内,胆盐与脂解产物(甘油和脂肪酸)结合形成微胶粒。脂肪酸的此种形式在水中的溶解度很低,可以在肠道的水环境中乳化并被小肠黏膜吸收。

在回肠末端,胆盐被重新吸收,运回肝脏,再次排入胆汁(肠肝循环)。一个分子胆盐会经历大约 18 次此循环。

如果胆盐在回肠中没有被重新吸收,它们会增加结肠上皮的透水性(结肠性腹泻)。

胆红素是红细胞血红蛋白分解的产物。在肝脏中,血红蛋白被分解成水溶性胆红素(与葡萄糖醛酸结合)并排入胆汁中。

在肠道中,胆红素通过若干中间阶段被细菌分解为尿胆素和粪胆素。这些最终产物负责粪便的正常着色。如果通过消化道速度太快,细菌就没有足够的时间将胆红素完全分解——粪便呈黄色。

胆汁瘀积症患者中肠道内缺乏胆红素,粪便呈灰色。

其中一些胆红素及其代谢物进入肠肝循环,最后随尿液排出,这就是尿液呈黄色的原因。

胆汁的肝脏分泌由血浆中胆盐的浓度、胰岛素、胰高血糖素、分泌素和胆囊收缩素(CCK)所控制。

胆囊排空直接受迷走神经、促胰液素、胃泌素和 CCK 影响。CCK 是促进胆囊收缩的最强刺激:当捣碎的食物到达十二指肠时,它受到牵张。结果是 CCK 被分泌到血液中,副交感神经刺激引起胆囊肌肉的收缩,从而导致排空。在 Oddi 括约肌,副交感神经刺激引起肌张力下降,括约肌打开。

然而,胆汁甚至在食物到达胃之前就开始从胆囊流出:食管蠕动会反射性触发胆囊收缩和 Oddi(肠反射)括约肌松弛。

胆汁流入胆囊或十二指肠的方向是由 Oddi 括约肌、胆管和胆囊的压力状态决定的。

在消化间期阶段,Oddi 括约肌关闭,括约肌处压力大于胆总管和胆囊。因此,肝脏分泌的胆汁通过胆囊管流入胆囊。

胆囊收缩导致胆囊内压力上升到超过括约肌压力。胆汁从肝脏和胆囊流入肠道。此外,激素引导的胆囊收缩也降低了 Oddi 括约的肌张力,因此在胆囊排空的同时,括约肌处压力下降。

在胆胰壶腹处胰管汇入。正常情况下,胰管内压力非常大,胆汁无法流入胰腺。当壶腹部受到阻塞,例如被胆石堵塞,就会导致胆汁向胰腺方向倒流。

病理学

需要医疗阐明的症状

- 墨菲征阳性
- 黄疸
- 右上腹绞痛

胆石症

定义

胆固醇、色素或钙在胆囊、肝内或肝外的胆汁导管内形成的结石称为胆结石。99% 的结石是胆固醇结石。

病因

诱发因素包括:

- 糖尿病;
- 肝硬化;
- 回肠末端疾病;
- 怀孕;
- 口服避孕药。

临床

大约 50% 的病例无明显症状。进食后会出现异常的右上腹疼痛。

如果结石卡在胆管内,右上腹的绞痛会扩散到右肩。

胆囊炎

定义

胆囊炎是发生在胆囊壁的炎症，最常见为胆石症所致。

病因

- 嵌入性结石；
- 肠道细菌入侵。

临床

- 恶心；
- 呕吐；
- 发热；
- 巩膜黄染；
- 墨菲征阳性。

胆囊肿瘤

定义

以腺癌为主。

病因

- 胆石症（95%的患者存在胆石症既往病史）；
- 胆囊腺癌。

临床

- 阻塞性黄疸。

整骨学实践

主要症状

> - 墨菲征阳性

典型功能障碍

- 粘连/固化；
- 痉挛。

相关结构性功能障碍

- C0/1 和 C1/2；
- C4~C6，多见于左侧；
- 右侧肋骨 7~10。

非典型症状

以下一系列症状可以通过整骨链来解释，也可以通过患者病史来解释（关于整骨链的解释，请参阅 37 页的"非典型症状"）：

- 肩关节周围炎，可能在两侧；
- 颈痛；
- 疼痛位于肩胛间或右侧肩胛上角处；
- 背部感觉过敏区：T12 右侧脊椎旁（博阿斯征）；
- 俯卧不耐受；
- 睡眠受到干扰，在 23:00~1:00 之间醒来，发汗；
- 不能耐受某些食物，如脂肪、咖啡、酒精、巧克力、鸡蛋、猪肉、洋葱。

与其他专家不同，Barral 还列出了器官的如下特异性症状：

- 女性：主诉月经周期延长（孕酮作用）；
- 头痛，从左侧前额开始；
- 左侧眼痛；
- 左侧头皮敏感；
- 偏爱某些食物，如醋、胡椒、芥末。

整骨学治疗适应证

适应证包括胆囊、胆管、Oddi 括约肌协同功能障碍所致的胆汁分泌紊乱。造成这一问题的原因可能是粘连、痉挛或女性的月经因素（"非典型症状"）。

整骨学治疗禁忌证

- 黄疸；
- 胆绞痛；
- 胆囊炎；
- 肝脏、胆囊、胆管和胰腺的肿瘤。

胆结石可能会被移位并且引发绞痛，但不能因此表现出禁忌证。

如果胆囊的治疗引发明显的自主神经反应，如严重恶心、呕吐、出汗、头晕、虚脱和心动过速，则应停止治疗。

整骨学测试和治疗

墨菲征

起始位置

患者仰卧位。治疗师站在患者的右侧。

操作步骤

用右手按压患者右肋弓下的胆囊区域(图6.3)。如果在患者深吸气时能引发明显压痛（注意面部表情）并且患者停止吸气，则墨菲征为阳性。

这是胆囊病理改变的一个征象，需要内科临床医师进行鉴别诊断(注:整骨医师转诊给内科临床医师)。

Barral Oddi 括约肌(十二指肠大乳头)的治疗

为改善胆汁的流动,可以从 Oddi 括约肌的治疗开始,这样可以改善胆汁的排出。

起始位置

患者卧位,双腿屈曲。治疗师站在患者的右侧。

操作步骤

要找到 Oddi 括约肌就必须确定它在腹壁上的大概投影。从患者肚脐上方大约三横指宽处开始水平向右侧移,直到与肚脐–右乳头连线(或肚脐与右锁骨中线–右肋弓交叉点的连线)交叉。在交叉处缓慢地向后深入腹部(图6.4)。在这里重要的是缓慢进行,使浅层的肠襻和横结肠有足够的时间远离压力并放松筋膜。

一旦在触诊中进入足够深,通常会触诊到一个灵活的大约豌豆(0.5~1cm)大小的紧实结节。在大多数情况下,括约肌对触诊很敏感。

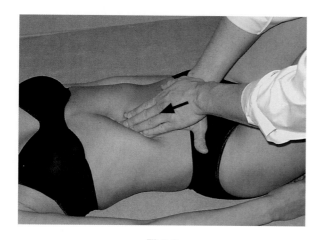

图 6.3

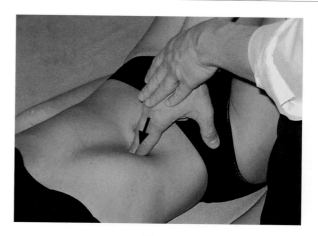

图 6.4

现在可以在这一点上进行小的环绕、振动或抑制,直到张力或疼痛明显减轻。

Barral 坐位胆囊排空技术

起始位置

患者坐位。治疗师站在患者身后。

操作步骤

将左手越过患者左肩,置于患者右肋弓下胆囊的腹壁触诊点(墨菲点)。右手从患者右侧腋窝下穿过,置于左手旁边(图6.5)。

轻轻向肝脏按压胆囊,然后双手继续沿胆囊轴向(后–头端–左)移动,并在胆囊体部的不同位置重复此操作过程。这样操作直至胆囊颈部。

变式

除一次次释放在胆囊上的压力,也可以通过持续牵拉胆囊颈部使胆囊变得扁平。此技术类似于把一管牙膏从后面向前面挤压。

Barral 胆道排空和拉伸技术

起始位置

患者坐位,双手抱颈,肘部指向前方。治疗师站在患者身后。

操作步骤

此技术操作的起始如上所述。在到达患者的胆囊颈部时,用双侧拇指代替触诊手指,沿与中线平行稍偏右的线向尾端移动。在十二指肠上部上缘,改变移动的方向:双侧拇指向右拱起指向十二指肠大乳头。

然后用左侧拇指将胆总管固定于乳头上,同时用

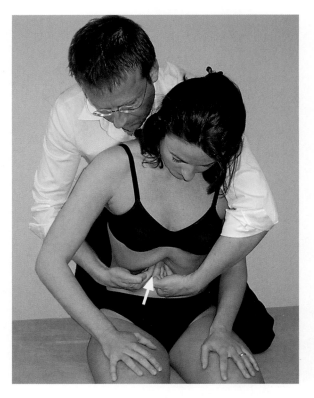

图 6.5

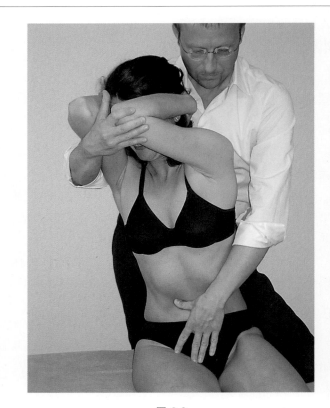

图 6.6

右手握住患者的双肘,促使患者脊柱伸展、右旋转和左侧屈(图 6.6)。

此动作可以促进胆道的拉伸。

在这项技术中胆总管不能直接触诊, 相反可以通过挤压位于胆道较前方的结构来达到预期的效果。

提升肝脏拉伸胆道技术

起始位置

患者坐位。治疗师站在患者身后。

操作步骤

双手穿过患者腋下,置于右肋弓下的胆囊触诊点(墨菲点)(图 6.7)。

双手同时向后–头端–左方滑动至胆囊底部,使患者处于脊柱后凸位。然后向前触诊到胆囊颈部,用右手固定它。左手沿胆道向尾端触诊,直至到达 Oddi 括约肌(见第 47 页),在此点固定住胆总管。

右手将胆囊颈部向头端按压并将肝脏向上提升;在尾端的左手按压固定点不动。其结果是胆道被拉伸。

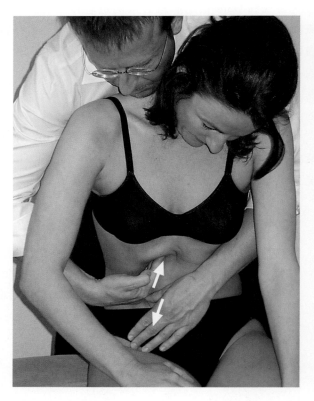

图 6.7

Barral仰卧位胆总管排空和拉伸技术

起始位置

患者仰卧位。治疗师站于治疗床头端。

操作步骤

将双侧拇指或一手的小鱼际置于患者十二指肠上部的上缘在腹壁的投影处（幽门稍微偏右，见第73页）。按压胆总管上的组织，向右拱起将胆总管排空到胆胰壶腹部（图6.8）。

Barral 胆囊去痉挛化技术

起始位置

患者坐位。治疗师站在患者身后。

操作步骤

左手越过患者左肩，置于患者右肋弓下腹壁胆囊触诊点（墨菲点）。右手穿过患者腋窝下方，放在左手旁边。

双手同时向后–头端–左方向滑动至胆囊底部，将患者置于脊柱后凸位。

胆囊的痉挛部位比其他部位更加疼痛，也表现出更高的张力。当找到这样一个部位时，用手向头端肝脏方向轻轻按压胆囊，然后突然释放这个压力。重复这个动作，直至痉挛得到释放。

然后双手沿胆囊轴向后–头端–左方向慢慢移动，并在胆囊体部的不同痉挛点重复以上操作。

Barral 胆囊去纤维化技术

起始位置

患者坐位。治疗师站在患者身后。

操作步骤

胆囊的纤维化部位明显变硬，如术后或炎症均可导致，但不一定疼痛。

将左手越过患者左肩，置于患者右肋弓下胆囊的触诊点（墨菲点）并按腹壁。右手从患者右侧腋窝下穿过，置于左手旁边。

双手同时向后–头端–左方向滑动至胆囊底部，将患者置于脊柱后凸位。

触诊寻找纤维化部位，按压胆囊向肝脏，帮助患者组织实现围绕这个固化点旋转。这种旋转可以激活纤维化的组织，很明显这是一种组织松弛方式。以这种方式处理每一个胆囊壁的纤维化部位。

墨菲点振动技术

起始位置

患者仰卧位，双腿屈曲。治疗师站在患者左侧。

操作步骤

将右手手指轻轻放置于患者右肋弓下的墨菲点处（图6.9）。在胆囊底部应用振动技术，即轻轻间歇按压胆囊底部，频率为 150~180 次/分钟，持续振动约 2 分钟。

这项技术可以使张力健康地下降，并支持胆囊排空，用于不耐受坐位肋弓下直接治疗的状况。

Barral 胆总管原动性测试和治疗

起始位置

患者仰卧位，双腿伸展。治疗师坐在患者的右侧，面朝头端。

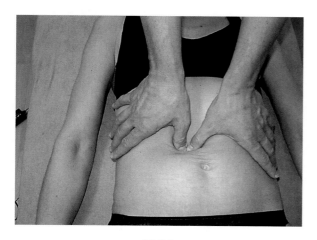

图 6.8

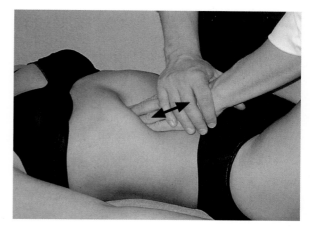

图 6.9

操作步骤

在不施加压力的情况下,将右手大鱼际置于患者腹部紧贴右肋弓下缘脐–锁骨中点的连线上(图6.10)。手指指向头端,前臂置于腹部上。

测试序列

在上述描述的基础上测试原动性运动。评估原动性运动在膨胀相和消退相的幅度和方向,以及整个运动的节律。如果原动性运动的一个或两个相位出现了障碍,患者需要治疗。

治疗

原动性运动是通过跟随未受损运动来间接治疗的,在这个运动的终点停留几个循环,然后跟随受损运动到达新的终点。

也可以尝试增加其自由活动范围(促进)。随后检查受损运动方向是否得到改善。

重复此操作数次,直到原动性运动的节律、方向和幅度恢复正常。

Finet–Williame 筋膜治疗

起始位置

患者仰卧位,双腿伸展。治疗师站在患者身侧。

操作步骤

将双手叠加置于患者右肋弓下的墨菲点区域。双手向后方施加足够的压力到达筋膜平面(图6.11)。

治疗

在患者吸气时治疗师将双手同时向尾端拉。在患者呼气时保持已到达的位置。重复这个过程,直至到达筋膜运动的终点。在下一次呼气时释放拉力。

重复整个治疗过程4~5次。

Kuchera 循环系统技术

动脉刺激技术

- 通过脊柱序列操作刺激腹腔干;
- 横膈技术。

静脉刺激技术

- 肝泵;
- 肝十二指肠韧带拉伸;
- 横隔技术。

淋巴刺激技术

- 胸腔和腹腔淋巴引流;
- 横隔技术。

自主神经协调技术

交感神经系统

交感神经干 T7~T10 刺激技术:

- 提肋技术;
- 抑制椎旁肌;
- 振动技术;
- 徒手操作技术;
- Maitland 技术;
- 腹腔神经丛刺激技术;
- 横隔技术。

迷走神经系统

迷走神经系统刺激技术:

- 颅骶治疗;
- 喉部操作技术;
- 胸廓技术(回弹技术);

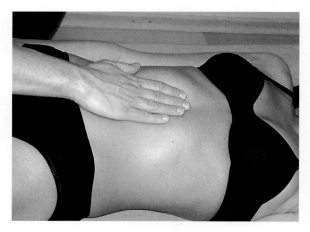

图 6.10

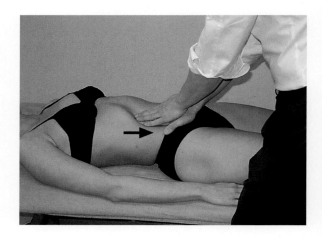

图 6.11

- 横膈技术。

Chapman 反射点治疗

位置

前侧

第 6~7 肋间隙,胸骨旁外侧,大约与乳头线平行;仅在右侧。

后侧

在 T6~T7 两个横突之间,棘突与横突尖连线的中点;仅在右侧。

治疗原则

触及反射点。为达到治疗目的,轻轻地把手指放在反射点上,仅轻微施加压力。反射点通常是非常敏感的,因此必须谨慎操作。

手指保持在反射点上,轻轻旋转进行治疗。

先治疗前侧点,然后是后侧点。持续治疗,直到反射点的敏感性正常化或反射点恢复一致性。

最后,再次检查前侧反射点。如果没有觉察到任何改变, 有可能是器官病理改变太严重而不能在短期内被反射所影响, 或者是存在必须首先治疗的其他功能障碍。

给予患者的建议

- 需要患者意识到胆囊治疗会引起上腹疼痛或恶心甚至呕吐,通常这些症状会在几天后消失;
- 不要进食刺激性食物;
- 避免食用含硫食物, 因为硫会影响肝脏和胆囊的功能,如薯片、速食、蘑菇罐头、腌制食品;
- 超重会增加患胆结石的风险;
- 可以经常吃一些富含牛磺酸的食物,如贻贝、金枪鱼、羊羔肉等。

解剖

上腹部器官横切面如图 7-1 所示。

食管解剖

位置

食管位于后纵隔。食管位于脊柱正前方,直至气管杈(T4),然后向右侧移动,为心脏让出空间。最后它在横膈中线左侧穿过横膈。在 T7~T8 水平,主动脉插入脊柱和食管之间。食管的腹部部分只有 2cm 长。

局部解剖关系

胸部

- 气管;
- 左主支气管;
- 纵隔胸膜;
- 心包;
- 脊柱序列;
- 主动脉;
- 右肺(食管裂孔区);
- 左右迷走神经。

腹部

- 腹膜在前;
- 肝脏;
- 左侧膈脚;
- 左侧:左三角韧带;
- 右侧:小网膜;
- T10 与 T11。

附着和悬挂结构

- 器官压力;
- 膨胀压;
- 纵隔结缔组织;
- 膈食管韧带(食管裂孔中的环状盘)。

食管保持纵向活动。

循环系统

颈部

- 甲状腺下动脉;
- 源于锁骨下动脉/颈总动脉/椎动脉等的小分支;
- 甲状腺下静脉(上腔静脉)。

胸部

- 支气管动脉;
- 主动脉;
- 奇静脉/半奇静脉/副半奇静脉(上腔静脉)。

腹部

- 胃左动脉;
- 下膈动脉;
- 腹腔干;
- 胃左静脉(主引流)至门静脉。

淋巴引流

- 颈深索(颈内静脉-腮腺-锁骨);
- 肋间,脊柱附近的胸部淋巴结;
- 沿喉返神经的气管旁淋巴结;
- 气管支气管淋巴结。

这些淋巴结都引流入右淋巴导管/胸淋巴管。

- 腹腔干周围的淋巴结(乳糜池-胸导管)。

神经支配

- 交感神经系统源于 T4~T6;
- 更进一步的交感神经支配路径:咽丛–颈上/星状神经节–内脏大神经–腹腔丛;
- 迷走神经伴随食管进入腹部。

胃的解剖

位置(表7.1)

分区:

- 贲门(入口);
- 胃底(胃头端部分,充满空气);
- 胃体;
- 胃窦;
- 幽门;
- 胃大弯;
- 胃小弯。

表 7.1　体壁投影

结构	体壁投影
最高位置	第 5 肋间隙
贲门前方	左侧第 7 肋软骨关节
贲门后方	T11 左侧肋椎关节
胃小弯	低于贲门(左侧第 7 肋软骨关节),平行于脊柱直至 L1(T10~L1)
幽门	站立位约在 L3 水平,卧位在 L2~L3 水平

贲门和幽门是相对固定的点;在两者之间,具有很大的变异性,这取决于其充盈状态。

局部解剖关系(图7.2)

- 横膈;
- 间接:胸膜和左肺,心包和心脏;
- R5–8 和左侧肋软骨;
- 肝脏;
- 腹腔干和神经丛;
- 网膜囊;
- 左侧横膈脚;
- 左肾上腺;
- 左肾;
- 胰腺;
- 横结肠;
- 横结肠系膜;
- 左结肠弯曲;
- 十二指肠(水平和升部);
- 十二指肠空肠弯曲和空肠起始端;
- 脾脏。

附着和悬挂结构(图7.3和图7.4)

- 器官压力;
- 膨胀压;
- 胃膈韧带;
- 小网膜;

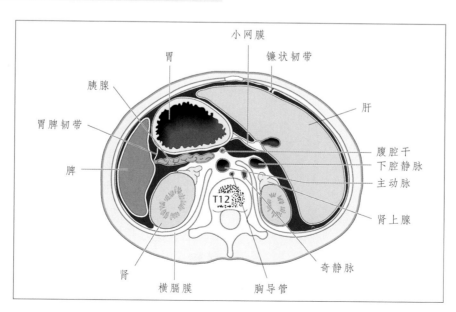

图 7.1　上腹部器官,横切面。

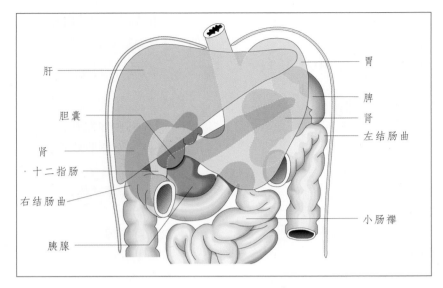

图 7.2　胃的局部解剖关系。

图中标注：肝、胆囊、肾、十二指肠、右结肠曲、胰腺、胃、脾、肾、左结肠曲、小肠襻

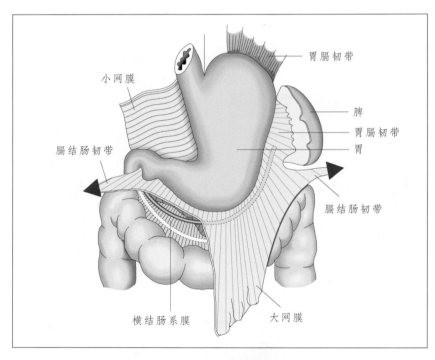

图 7.3　胃的附着结构。

图中标注：小网膜、膈结肠韧带、横结肠系膜、大网膜、胃膈韧带、脾、胃膈韧带、胃、膈结肠韧带

- 大网膜；
- 胃结肠韧带；
- 胃脾韧带；
- 左膈结肠韧带。

循环系统

动脉

- 胃右动脉(来自肝固有动脉)；

- 胃左动脉(来自腹腔干,与胃右动脉吻合)；
- 胃网膜右动脉(胃十二指肠动脉)；
- 胃网膜左动脉(脾动脉-腹腔干)；
- 胃十二指肠动脉(肝总动脉-腹腔干)。

静脉

门静脉

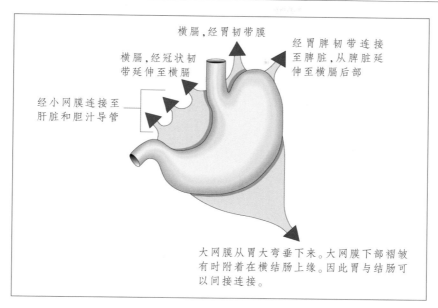

横膈,经胃韧带膜

横膈,经冠状韧
带延伸至横膈

经胃脾韧带连接
至脾脏,从脾脏延
伸至横膈后部

经小网膜连接至
肝脏和胆汁导管

大网膜从胃大弯垂下来。大网膜下部褶皱
有时附着在横结肠上缘。因此胃与结肠可
以间接连接。

图 7.4 胃的附着结构示意图。

淋巴引流

- 贲门旁淋巴结;
- 胰腺淋巴结;
- 脾淋巴结;
- 腹腔淋巴结-胸导管(主要引流)。

神经支配

- 交感神经系统源于 T6~T9,经内脏大、小神经;
- 更进一步的交感神经支配路径直至腹腔神经节和肠系膜上神经节;
- 迷走神经。

器官时钟

最大时间:7:00~9:00。

最小时间:19:00~21:00。

器官-牙齿关联

基本信息见第 32 页。

- 双侧下颌第二前白齿;
- 双侧上颌第二白齿。

Barral 运动生理学

能动性

食管具有纵向活动能力。在头部和颈部的运动中,食管必须能够调整自己的长度。

为了运输食物,在吞咽过程中蠕动波通过整个食管。

胃在 3 个平面具有能动性:前额状面、矢状面和横截面。

额状面

吸气时,横膈向下引导胃底部的外侧部分向内向下。胃小弯和胃大弯之间的距离缩小,胃底和胃窦之间的距离也缩小。从正前方看,胃是按顺时针方向旋转的。

运动轴是通过胃小弯角切迹的矢横轴。

矢状面

在矢状面,胃底头端部分向前倾斜,同时胃窦区域向后移位。运动轴为额横轴,大致通过胃的中心。

横截面

胃沿食管下段的额矢轴向右旋转。

原动性

原动性运动在方向和轴向上与能动性运动一致。

生理学

胃的近端和远端

胃壁的浮雕样结构是食糜向幽门方向流动的"滑道"。胃近端起着储存食物的作用,表现为胃壁持续存在张力。

胃远端的任务是混合、均化和乳化食物。因此蠕动波从中央起搏点发出传至胃远端。胃的扩张会促进这些波;小肠扩张会抑制胃远端的活动(肠胃反射)。

幽门不会闭合得太紧以至于液体无法通过。它与胃远端的每一个收缩波同步收缩–放松,但仅仅是小的食物颗粒可以通过,而大的部分被阻挡回去。

胃的主要功能

- 研磨固体食物,乳化脂肪,预消化蛋白质;
- 胃液分泌。

胃液

黏液

黏液是由胃表面的上皮细胞、胃底腺、贲门腺和幽门腺的次细胞(颈黏液细胞)所分泌的。

碳酸氢盐

碳酸氢盐是由胃黏膜的上皮细胞所分泌的。

胃液中的两种成分都能保护胃壁不受盐酸(HCL)的侵袭。从腔内侧的强酸性到上皮侧的弱碱性(碳酸氢盐的作用),H^+浓度梯度遍及整个黏膜。

胃蛋白酶原

胃蛋白酶原是由胃底和胃体的腺体主细胞所分泌的。当 pH 值<3 时,胃蛋白酶原被激活成为胃蛋白酶并分解蛋白质。

盐酸

盐酸是由胃底腺的壁细胞所分泌的。

内因子

内因子是小肠吸收维生素 B_{12} 所必需的。

胃液分泌的调节

胃液的分泌有多种触发机制。

头期

胃液分泌是由大脑中的嗅觉、味觉和葡萄糖缺乏刺激迷走神经所产生的。

胃期

胃扩张时,氨基酸(尤其是色氨酸和苯丙氨酸)和 Ca^{2+}促进胃液分泌。

肠期

这是由食糜排空进入十二指肠的刺激引发的。胃液分泌受到胃内强酸 pH 值平衡的抑制,从而抑制了胃泌素的释放;这反过来又抑制了壁细胞 HCL 的分泌。

激素

胃泌素

胃泌素由胃窦腺体(2/3)和十二指肠黏膜(1/3)分泌。

激发释放

- 多肽或某些氨基酸的存在;
- 迷走神经的传出;
- 血浆中儿茶酚胺浓度高。

抑制释放

胃液 pH 值<3。

功能

- 刺激壁细胞分泌 HCL;
- 增加胃窦蠕动的强度和频率;
- 促进胃和十二指肠上皮细胞的生长;
- 刺激胰腺泡与胆汁分泌,胆囊收缩。

胆囊收缩素

胆囊收缩素(CCK)由十二指肠和空肠的上皮分泌。

释放刺激

十二指肠腔内存在游离脂肪酸、多肽、芳香族氨基酸或葡萄糖。

释放抑制

肠腔内的胰蛋白酶(来源于胰腺的蛋白质分解酶)。

功能

- 刺激胰腺的腺泡细胞(含酶原和富含氯的中性细胞液);
- 刺激富含碳酸氢盐的碱性胰液的分泌;
- 刺激胰腺释放所有胰腺激素;
- 促进胰腺的生长;
- 刺激胃中的主细胞(胃蛋白酶原);
- 抑制 HCL 分泌;
- 刺激胆囊强收缩,打开 Oddi 括约肌;
- 饱腹感激素。

促胰液素

促胰液素由十二指肠和空肠的上皮细胞分泌。

激发释放

酸性食糜。

功能

- 刺激富含碳酸氢盐碱性胰液的分泌;
- 使胆管系统中的胆汁呈碱性;

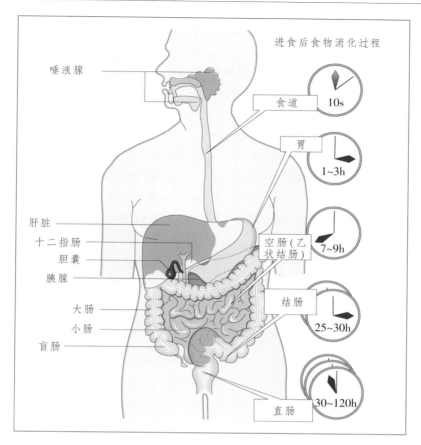

进食后食物消化过程

唾液腺

食道　10s

胃　1~3h

肝脏

十二指肠

胆囊

胰腺

空肠（乙状结肠）　7~9h

大肠

小肠

盲肠

结肠　25~30h

直肠　30~120h

图 7.5　摄食后排空时间。

- 抑制胆囊对水和盐的重吸收；
- 通过抑制胃部肌肉来减缓胃的排空（图 7.5）；
- 对胃黏膜有抗营养作用。

病理学

需要医学阐明的症状

- 柏油样便；
- 腹膜炎刺激征；
- 上部腹痛，在进食时加重或改善；
- 在左锁骨内侧末端可触及淋巴结（魏尔啸淋巴结）。

食管裂孔疝

定义

部分胃或整个胃（甚至可能是其他器官）通过食管裂孔进入胸腔形成疝。

类型

滑动疝

滑动疝是贲门和胃底，还有其被提起而突出的角向后纵隔运动。

通常无症状。约 25% 的患者出现反流征；5% 的患者发生反流性食管炎。

食管旁疝或滚动疝

胃底发生部分突出进入胸腔（越过食管和贲门，食管和贲门仍处于其正常位置），His 角（食管胃夹角）呈锐角形成食管旁疝或滚动疝。

括约肌继续发挥功能，反流不太可能发生。主要症状是上腹部疼痛和缺铁性贫血。

两者的混合形式是可能存在的。

Barral 功能性疝

在此类病例中有类似的症状，但无食管裂孔疝的放射学征象。这种情况可能是由胃食管交界处痉挛或非生理性组织牵拉腹膜、韧带或筋膜引起的。

基于 Barral 的括约肌功能健康的先决条件

- 腹部和胸部处于生理性压力状态
- 发生病理性改变的原因：妊娠、咳嗽、便秘伴排便障碍
- 不受非生理性组织牵拉的软组织解剖环境
- 发生病理性改变的原因：手术或炎症影响
- 生理性食管纵向张力
- 发生病理性改变的原因：脊柱后凸姿势或炎症
- 功能性膈膜张力与位置
- 就健康的括约肌功能而言，His 角必须为锐角
- 胃食管交界处肌张力正常

临床

大约 95% 的反流患者有食管裂孔疝；相比之下，只有 5% 的食管裂孔疝患者有反流性疾病。

注释

反流性疾病的主要症状包括：
- 上腹部疼痛；
- 胃灼热。

其他症状：
- 反流；
- 胸骨后灼烧；
- 脊椎序列（TSC）胸椎中下段疼痛。

引发症状加重因素：
- 卧位；
- 大负荷举重；
- 弯曲向下；
- 进食；
- 压力；
- 酒精；
- 尼古丁。

急性胃炎

定义

急性胃炎是胃黏膜的急性炎症，失去黏液保护性屏障并且胃酸会损伤胃黏膜。

病因

外部性因素：
- 细菌（幽门螺杆菌）或毒素（葡萄球菌毒素）；
- 酒精（乙醇）；

- 药物（阿司匹林，非甾体类抗风湿或 NSAR 药物，细胞生长抑制剂）。

内源因素：
- 尿毒症；
- 门静脉高压；
- 压力相关性局部缺血（创伤、烧伤、休克、竞技运动）；
- 食物过敏。

临床表现
- 上腹部疼痛；
- 恶心；
- 呕吐；
- 食欲缺乏；
- 腹泻；
- 口臭。

慢性胃炎

定义

慢性胃炎是胃黏膜炎症，固有层被免疫细胞（淋巴细胞、浆细胞、粒细胞）浸润。

病因
- 自身免疫性疾病；
- 幽门螺杆菌感染；
- 反流性胃炎。

临床表现

类胃溃疡样症状，例如：
- 饥饿性疼痛；
- 胃灼热；
- 饱腹感；
- 打嗝；
- 肠胃胀气。

胃溃疡

定义

在这里我们处理的是胃壁的功能障碍，也会影响胃壁的深层。胃溃疡最常见于胃小弯。胃大弯溃疡应高度怀疑存在恶性肿瘤的可能性或由药物引起。

病因

胃溃疡的发生是由上皮保护性黏液分泌与盐酸分泌的不平衡造成的。盐酸穿透黏液屏障并对胃壁层造成破坏。

诱发因素包括：

- 幽门螺杆菌感染；
- 慢性胃炎；
- 十二指肠胃反流增加；
- 尼古丁；
- 胃排空延迟。

临床表现

- 上腹部疼痛；
- 进食时疼痛加剧。

胃癌

定义

胃癌是从胃上皮细胞开始的恶性肿瘤

病因

- A 型血的人患胃癌的概率更高；
- 亚硝胺(细菌代谢产物,在慢性萎缩性胃炎中已证实其存在)；
- 幽门螺杆菌感染；

临床表现

- 非特异性上腹部不适(饱腹感、食欲缺乏、恶心、呕吐、饥饿性疼痛)；
- 溃疡症状；
- 体重下降；
- 据绝肉类食物；
- 魏尔啸淋巴结(约占 5%)；
- 可触及性肿瘤。

整骨学实践

主要症状

- 魏尔啸淋巴结
- 进食几分钟后开始疼痛

典型功能障碍

粘连/固化和痉挛

这些症状在手术、胃炎、肠胃炎或胃部钝性损伤后出现。

下垂

Barral 概括的易形成因素：

- 年龄相关的人体张力减弱；
- 身体虚弱/身体瘦长；
- 驼背姿势；
- 瘢痕；
- 与妊娠相关的激素相关性结缔组织弹性缺失；
- 子宫后倾。

食管裂孔疝

见 59 页

相关结构性功能障碍

- C4~C7；
- T1 和左侧第一肋；
- T6；
- T11 和左侧第 11 肋骨后部；
- 左侧第 7 肋骨前部；
- T12~L3；
- 左侧腰肌和左侧髂骶关节。

非典型症状

以下症状可以通过整骨链来解释，也可以通过患者病史来解释(关于整骨链的解释,请参阅第 5 章 37 页的"非典型症状")：

- 肩关节周围炎,多见于左侧；
- 颈肩臂痛,多见于左侧；
- 疼痛(肩胛间左侧或左侧肩胛上角)；
- 19:00~21:00 之间进食过饱会引发以下主诉,而在这些时间之外进食过饱不会引发如下主诉症状：

　　−上腹部疼痛；

　　−恶心；

　　−右上腹有饱胀感和压迫感；

　　−喉咙异物感；

　　−呃逆增加；

　　−博阿斯压痛点胃溃疡在 T10~T12 水平椎旁左侧存在高度感觉异常区。

相比其他专家,Barral 还列出了胃下垂的器官特异性症状：

- 腹部感觉持续性发沉,在餐后加重；
- 双手上举过头顶或深吸气/呼气会引起腹部不适

- 吃饭时习惯松开腰带；
- 吃饭时很快就有饱腹感，但是饭后短时间内就会觉得饿；
- 饱食后会头痛；
- 屈曲上半身以保护扩张的胃；
- 不能俯卧睡觉。

注解

胃下垂的临床表现或"鱼钩状"胃在外科手术中非常少见，与较重大的病理改变有关，例如发生厌食症。

这里重点讨论的是 Barral 所描述的症状是否不是肠道功能紊乱的表现，而这些症状使用整骨治疗技术效果良好。

整骨学治疗适应证

- 粘连；
- 下垂；
- 痉挛；
- 食管裂孔疝；
- 肩关节周围炎，多见于左侧；
- 颈臂痛，多见于左侧；
- 头痛，多见于左侧。

整骨学治疗禁忌证

- 新鲜瘢痕；
- 发热；
- 左侧锁骨内侧端可触及淋巴结（魏尔啸淋巴结）；
- 如果内脏徒手操作引发强烈的自主神经反应，就必须立刻停止治疗。这些警示信号可能包括：
  - 出汗；
  - 剧烈疼痛伴随肌肉主动保护，恶心到呕吐的程度；
  - 头晕；
  - 昏厥；
  - 心跳过速。

临床应用注意事项

排除许多其他因素，胃部的疾病和功能障碍可以追溯到所谓的"原始肠管"。本篇将详细介绍这条肌性管道从胃上部穿过胸腔，最后到达颅骨底的部分。有鉴于此，让我们仔细看看"原始肠管"的发育过程：在胎儿发育的第四个星期，胚胎尚在形成四肢并且尚未成形的"原始肠管"位于胚胎之外，即为前侧壁的卵黄囊。

在接下来的数天里胚胎继续分裂两次，最后卵黄囊基本与胚胎融为一体形成了"原始肠管"。一方面是胚胎从头到尾折叠起来，因而它把卵黄囊包裹起来，融进自己的身体。与此同时，又发生了第二次折叠运动，胚胎仿佛用一件外套把自己包裹起来，覆盖在腹部前面；由于横截面的折叠运动，卵黄囊被融入胚胎中。现在"原始肠管"就形成了，并从未来的颅骨区域延伸到未来的肛门。然而此时的组织仍然尚未产生分化，"原始肠管"向上延伸至颅骨底部。咽部、喉部、气管和食管的分化是在之后发生的。值得注意的是从胃经食管、喉、咽至颅底都是由一个连续的肌肉结构连接的。因此胃根本上是从颅底被悬吊起来的，正因如此也会影响蝶骨/枕底软骨联合（SBS），这对颅骶节律很重要。与胃病相关的头痛可以被解释为这一发育过程所致的结果。

咽肌与 SBS 的这种腱性连接被称为咽缝。

这里描述的从胃到 SBS 的肌性管道从另一个角度来看也是很有趣的：它是中央腱的一部分，中央腱是一条从颅骨底部到骨盆底部贯穿躯体的筋膜束，并整体作为一个功能单位发挥作用。如果躯体存在功能障碍需要保护，此筋膜连续体可以提供辅助。筋膜的可收缩能力是非常重要的：筋膜会向功能障碍所在的位置收缩，从而为其予以保护。咽-喉-食管肌性管道就是如此发挥功能的，即使它不是筋膜束，我们也认为它是中央腱的一部分。此外咽-喉-食管肌性管道的形成和发展过程也使我们能够将它与颈部深筋膜和纵隔联系起来。

如果中央腱也参与了保护链，在此种情况下，它会导致 TSC 后凸增加，同时还会使肩关节前伸（一种非常常见的模式），这种姿势还会对胃部产生影响：

- 脊柱后凸与纵隔缩短同时发生；
- 在此姿势中横膈膜要被迫对抗来自腹部器官的高压力，因此横膈膜无法正常有效地工作；
- 食管也缩短。

所有这些因素都会导致食管裂孔的张力变化，而食管裂孔是胃入口功能性闭合的关键部分，因为它包含着食管最狭窄的部分。食管中另外两个狭窄的位置：第一个位于食管的起点，也就是喉部；第二个位于气管和主动脉的交汇处。

贲门能够有效地闭合必须具备以下条件：横膈膜

和食管的纵向张力平衡,His 角为锐角,食管通过横膈膜的通道足够小,膈食管韧带张力状态良好。如果这些条件中有一条不达标,就会导致真性或功能性裂孔疝。作者认为功能性裂孔疝比一般真性裂孔疝更为常见,毕竟它们的症状实际上与真性裂孔疝是一样的。无论是真性还是功能性裂孔疝,裂孔疝的治疗都应包括从 SBS 到膈肌的中央腱。

功能性裂孔疝的治疗效果明显好于真性裂孔疝。胃具体是通过怎样的附着结构悬挂在体内的呢?

胃的功能类似一个搅拌机:通过节律性蠕动,胃不断地把食物"投"向几乎完全闭合的幽门上,从而机械性地把食物磨碎。胃部良好的定向蠕动由胃在腹部空间中的悬挂决定。

在胚胎学上,胃具有一个前肠系膜和一个后肠系膜,其前、后肠系膜的弯曲方向为后胃小弯向前和胃大弯向后。在胚胎发育的第5~7周,胃沿顺时针方向旋转90°到它的最终位置,胃小弯指向右侧,胃大弯指向左侧。初始的附着结构被保留下来,但不再像之前的前、后肠系膜那样容易被识别了。这也是因为有其他腹部器官在胃的肠系膜中发育,例如肝脏和脾脏。

胃最终附着结构如下:胃底通过胃膈韧带附着于膈肌。前、后肠系膜被细分为几条韧带,之前的后肠系膜沿整个胃大弯附着。首先胃脾韧带连接着胃和脾脏。胃脾韧带延续并与胃结肠韧带合并,胃结肠韧带连接胃与横结肠,形成大网膜的固定部分。大网膜包括它的游离部分,是后肠系膜的胚胎发育遗留。连接胃和肝的小网膜沿着整个胃小弯附着,是胃的前肠系膜的胚胎发育遗留。

我们需要将这些附着结构作为整体进行考量,胃就像洗衣机中悬挂着的内桶,安装和附着稳固,但仍具有进行运动的能力。胃悬挂于上腹部,只要"安装"不失去平衡,它就能进行蠕动。胃相关韧带必须有适宜的张力,并且张力需要向正确的方向牵拉。韧带作为胃的附着结构,其张力不能过高,否则在蠕动过程中,胃不得不与这些张力进行对抗,这些张力会导致胃壁组织紧张和循环受损,常常导致胃炎。因此,检测胃韧带是否存在不适宜的张力并进行相应的治疗就显得尤为重要,因为胃的血管是沿着胃小弯和胃大弯两侧分布的,而韧带的高张力会进一步导致血液循环障碍。

整骨学测试和治疗

胃部松弛

Barral 额状面松弛

起始位置

患者侧卧,面向右侧。治疗师站在患者身后。

操作步骤

将头侧手放在患者肋弓侧面横膈膜之下,大约在左侧第6~7肋骨处。将尾侧手置于腹外侧下部肋弓上方(图7.6)。

双手向中间施压将肋骨压向胃。此时双手同时向尾端向内松动肋骨,并间接作用于胃。在松动末端,保持此姿势,并进行回弹或振动技术。

以类似的方式进行相反方向(向头端向外)的松动。要特别注意肋骨与胃部接触良好。

变式

将一手放在患者肋弓前方,另一手放在患者肋弓后方(夹击操控)。

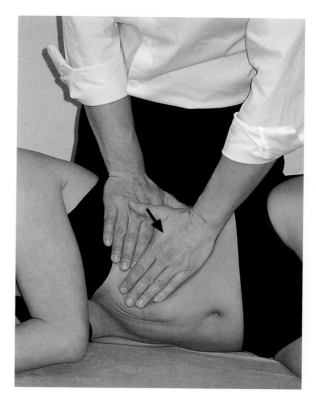

图 7.6

Barral 横截面松弛

起始位置

患者侧躺,面朝向右侧。治疗师站在患者身后。

操作步骤

将头侧手放在患者肋弓侧面横膈膜之下,大约在左侧第6~7肋骨水平。拇指向后伸展,其余手指向前伸展置于肋骨上。以同样的方式,把尾侧手放在下方下部肋弓侧面之上(图7.7)。

用双手向中间施压,将肋骨压向胃部,之后用双手同时松动肋骨,从而间接地松弛胃部,向内和向右旋转。在松动结束时保持此姿势,可施予回弹或振动技术。

以类似方式向相反的外-左旋方向松弛胃部。要特别注意肋骨和胃部接触良好。

变式

将一只手向前另一只手向后放置于患者肋弓上(钳式运动)。

Barral 矢状面松弛

起始位置

患者侧躺,面朝向右侧。治疗师站在患者身后。

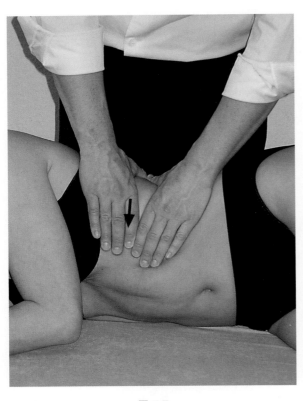

图 7.7

操作步骤

将头侧手放在患者肋弓侧面横膈膜之下,大约在左侧第6至第7肋骨水平。将尾侧手放在患者左侧肋弓第7至第9肋骨软骨连接处(图7.8)。

头侧手向中间施压,将肋骨压向胃部。头侧手向上后方、尾侧手向下向前方通过肋骨松弛胃部。由此胃部产生旋转运动。

在旋转运动终末,保持这个姿势,可施加回弹或振动技术。

同样地,你也可以向相反的方向进行松弛。

变式

起始位置

患者侧卧,面朝右侧,双腿屈曲。治疗师站在患者身后。

操作步骤

头侧手置于患者左侧第6至第7肋弓后方。尾侧手置于患者肋弓前方,其小指置于患者肋弓下缘(图7.9)。

先把肋骨压至胃部,然后就可以用双手进行矢状面松弛了。头侧手向前向上方、尾侧手向后向下方通过肋骨推动胃部。在旋转运动终末,保持姿势,开始施予振动或者微弱的回弹技术进行松弛。

可以向相反的方向松弛,但活动范围明显缩小。

此矢状面松弛技术变式是 Barral 肝脏矢状面松弛技术的镜像(第5章)。

Barral 额面手臂长杠杆松弛

起始位置

患者侧躺,面朝右侧。治疗师站在患者身后。

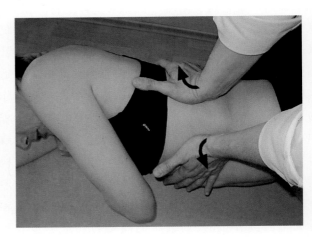

图 7.8

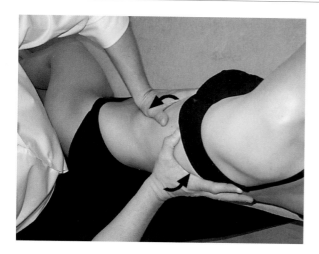

图 7.9

操作步骤

　　尾侧手置于患者左侧下肋弓上。头侧手握住患者左臂，引导患者左臂外展，直至觉察到肋骨也开始移动（图 7.10）。

　　尾侧手向患者躯体中间施加压力，将肋骨压至胃部，并通过肋骨向下向内松弛胃部。头侧手固定患者手臂于外展位。在松弛终末端，对结构施加连续或间歇性牵拉。此松弛技术用于"胃–膈"交界的滑动面。

变式

　　固定端和松弛端互换，即尾侧手固定，头侧手施予松弛。或者双手交替作为松弛端。

Barral 额状面腿部长杠杆松弛

起始位置

　　患者仰卧位，双腿屈曲。治疗师站在患者右侧。

操作步骤

　　头侧手置于患者左侧肋弓胃部之上，其大鱼际位于左侧肋弓之下，尾侧手控制患者左膝。头侧手向上向外松弛胃部，尾侧手将患者双膝向右牵拉，直至觉察运动到达头侧手（图 7.11）。在松弛运动终末，可对结构施加连续或间歇性牵拉。双手均可作为松弛端。

　　此松弛技术用于胃与下方脏器之间的脏器关节滑动面。

变式

　　任何一只手均可作为固定端，而另一只手进行松弛。

胃部振动技术

起始位置

　　患者仰卧位，双腿屈曲。治疗师站在患者左侧。

操作步骤

　　将双手手指置于患者胃部，向后按压，直至明确接触到胃壁（图 7.12）。在胃部方振动，频率为 150~180 次/分钟，轻按及间歇按压胃部。振荡持续约 2 分钟。

　　此技术具有良好的"去痉挛化"效果。

小网膜拉伸

起始位置

　　患者仰卧位，双腿屈曲。治疗师站在患者左侧。

操作步骤

　　右手置于患者剑突下中线左侧，四指紧贴胃壁放置，将左手置于右手旁边的中线上（图 7.13）。

　　双手谨慎地将压力慢慢渗入腹部深处，必须缓慢

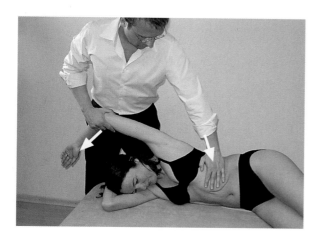

图 7.10

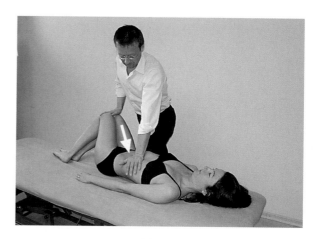

图 7.11

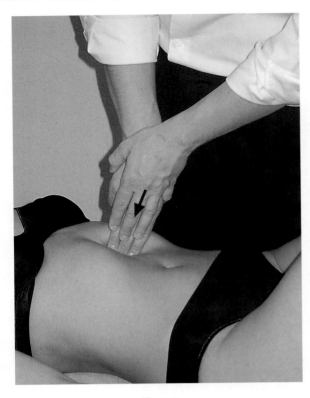

图 7.12

进行，以降低此区域的筋膜张力。这是作用于小网膜的唯一途径。

当触诊深度足够深时，轻轻将双手向两侧分开，从而拉伸小网膜。保持拉伸拉力不变，最长持续 1 分钟。

此技术对肝十二指肠韧带的循环结构具有反射作用。

Barrall幽门治疗

起始位置

患者仰卧位，双腿弯曲。治疗师站在患者左侧。

操作步骤

要找到幽门，先要明确它在腹壁上的大致投影。肚脐向上大约 5 横指（图 7.14），在此处将手指稍微向右，邻近中线放置，此时手缓慢地向后渗入腹部。缓慢进行很重要，这是给表面结构一点儿时间，使筋膜放松。

一旦你的触诊到达足够的深度，通常会发现一个灵活的、大约榛子大小的实体结构，大小为 0.5~1cm。大多数情况下，幽门对触诊很敏感。

现在可以在触诊点上进行小的旋转操作，施予振

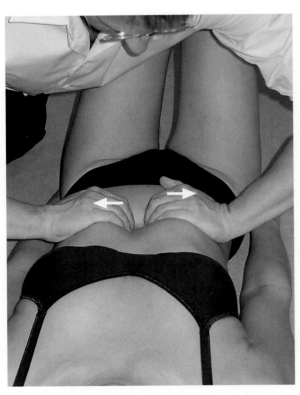

图 7.13

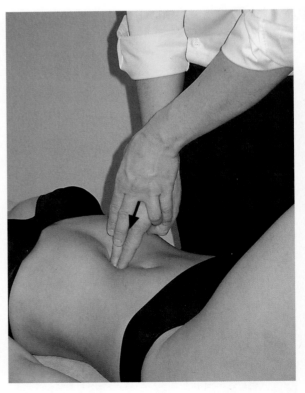

图 7.14

动或抑制技术,直到张力和敏感性明显降低。

Barral 纵隔松弛以改善食管的活动性

起始位置

患者处于右侧卧位。治疗师站在患者身后。

操作步骤

前侧手平放在患者胸骨下 1/3 处,后侧手置于患者齐胸骨柄水平的 TSC 棘突上(图 7.15)。

前侧手向下向后方推动,后侧手向上向前方推动。释放压力结合回弹技术,重复此操作过程 8~10 次。

然后将前侧手置于患者胸骨柄上,后侧手置于患者胸骨下 1/3 水平的 TSC 中段棘突上。

松动推力方向应是前侧手向上向后方,后侧手向下向前方。

Barral 裂孔疝恶化程度测试

起始位置

患者坐位。治疗师站在患者身后。

操作步骤

将右手从患者右肩越过到达腹壁,置于肋弓下剑突稍左处,左手从患者左腋下穿过置于右手旁边(图 7.16)。

将患者引导进入脊柱后凸位,双手同时向后向上向右方向滑动指向贲门。到达贲门后,沿向后向上向右方向的轴向按压贲门指向胃食管交界处。

如果这种压力引起患者典型的胸骨后疼痛,可能伴有恶心和自主神经反应,这是裂孔疝和可能存在反流性食管炎的明显指征。

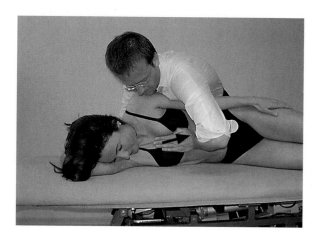

图 7.15

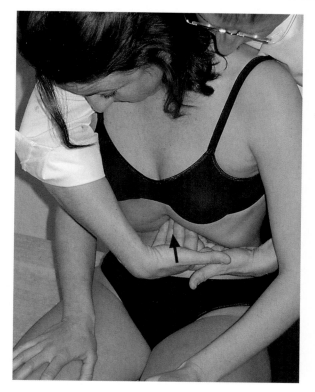

图 7.16

在测试结束时,突然释放压力。如果这个动作引发不适,且是一种无法描述的疼痛感,那么胃食管交界处的筋膜结构很可能是导致胃部疾病的原因。

Barral 裂孔疝改善测试

起始位置

患者坐位。治疗师站在患者身后。

操作步骤

在进行裂孔疝恶化程度测试时,贲门的按压能够引发典型疼痛。下面尝试改善裂孔疝:两只手沿胃小弯向下触诊直至胃角切迹(图 7.17)。从此处稍微向下按压胃部,从而释放胃食管交界处。典型症状此时应该明显减轻。

这就意味着很可能发生了裂孔疝。

Barral 坐位裂孔疝治疗

起始位置

患者坐位,双手在颈后交叉,肘部指向前。治疗师站在患者身后。

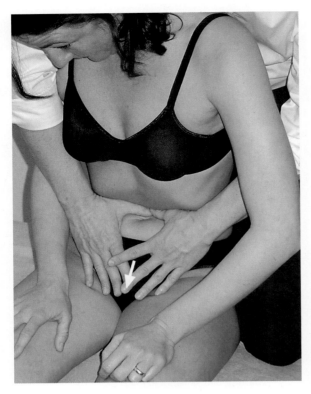

图 7.17

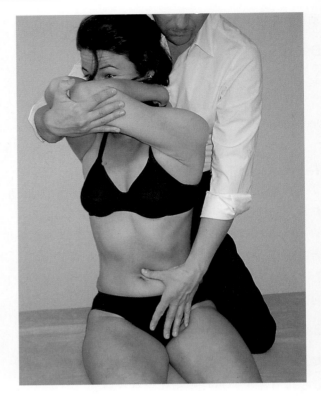

图 7.18

操作步骤

　　双手穿过患者腋窝下方,并列放置于剑突旁,中线略微偏左侧,肋弓下方的胃壁上。将患者引导进入脊柱后凸位,双手同时向后向上向右方滑动指向贲门。接下来两手沿胃小弯触诊,直至胃角切迹。

　　左手保持在此处,并向下固定此点。右手握住患者肘部,促进患者脊柱伸展向右旋转,以这种方式向下松动贲门(图 7.18)。可以持续保持这种松动推力大约 30 秒,或者间歇性连续松动 5~6 次。

仰卧位裂孔疝治疗

起始位置

　　患者仰卧位,双腿屈曲。治疗师站在治疗床头端。

操作步骤

　　双手拇指置于患者前中线稍微偏左侧,双拇指向后向下沉至胃部, 直至触诊到清晰的边界——胃小弯;然后引导拇指沿胃小弯向下至胃角切迹 (图 7.19)。在此处,向下推动胃以在胃食管交界处产生松弛作用。

Barral 经肝脏松弛胃食管交界处

起始位置

　　患者坐位。治疗师站在患者身后。

操作步骤

　　右手穿过患者腋下到达右肋弓下右侧三角韧带区

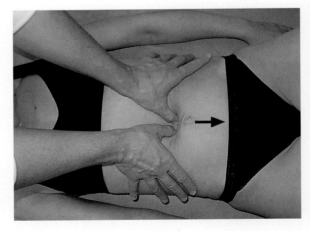

图 7.19

域,左手同样置于左肋弓下,略靠近锁骨中线(图7.20)。引导患者进入脊柱后凸位,右手向后向上方松动,左手向后向上向右方向左侧三角韧带松动。

接下来双手同时向上提升肝脏,然后突然释放。肝脏突然坠落将会松弛到胃食管交界处的筋膜结构。重复此过程5~6次。

Barral 胃下垂治疗

起始位置

患者坐位。治疗师站在患者身后。

操作步骤

此操作的目的在于使胃在新的滑动面上具有最大的活动性,但不要期望胃会回到原来的位置。

右手越过患者右肩到达胃下方的腹壁,左手穿过患者左侧腋下置于右手旁边。

然后双手向上向左肩松动胃。此操作应该轻柔间歇性地实施,直到你感受到胃的活动性得到改善。

变式

此技术也可使患者右侧卧位,治疗师站在患者身后,双手放在胃以下的腹壁上;向左肩方向轻柔间歇性松动胃部(图7.21)。

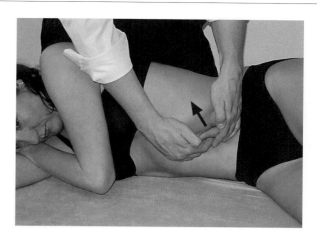

图 7.21

头下方姿势(注:倾斜仰卧位,头在下方)也是一种可行的起始位置,此姿势的优势在于在重力的作用下,胃已经开始向头端滑动了。此姿势也适合于进行自我松弛。

Barral 胃部原动性测试和治疗

起始位置

患者仰卧位,双腿伸展,治疗师坐在患者右侧,面朝患者头部。

操作步骤

将右手轻轻无压力地放置在患者腹部,拇指位于幽门在腹壁投射上,手指向上向外指向胃底方向,示指位于胃小弯在腹壁投射上,前臂放在腹部上(图7.22)。

测试序列

在上述描述的基础上测试原动性运动。评估原动性运动在膨胀期和消退期的幅度和方向,以及整个运动的节律。如果原动性运动的一个或两个相位出现了障碍,患者需要治疗。

治疗

原动性运动是通过跟随未受损运动来间接治疗的,在这个运动的终点停留几个循环,然后跟随受损运动到达新的终点。

也可以尝试增加其自由活动范围(促进)。随后检查受损运动方向是否得到改善。

重复此操作数次,直到原动性运动的节律、方向和幅度恢复正常。

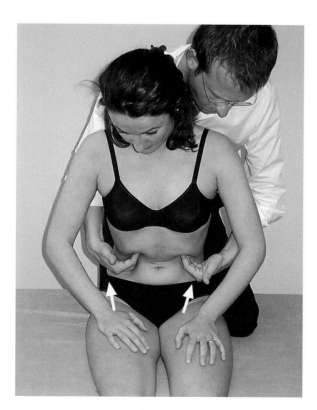

图 7.20

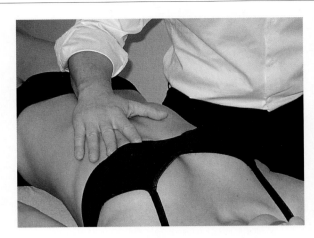

图 7.22

Finet-williame 筋膜治疗

起始位置

患者仰卧位,双腿伸展。治疗师站在患者左侧。

操作步骤

右手小指置于患者左肋弓下,手指指向患者右肩;左手小指一侧置于患者中线左侧,指尖指向患者的左肩,左手略低于右手,位于右手下方(图 7.23)。

双手向后施加适当的压力到达筋膜平面。

治疗

在吸气相,双手同时用力向下拉。此外,右手按顺时针方向转动,左手按逆时针方向转动。结果是在腹部产生纵向拉伸。在呼气相,保持到达的位置。重复这个过程,直至筋膜运动的终点。在接下来的呼气相,释放拉力。

重复整个治疗 4~5 次。

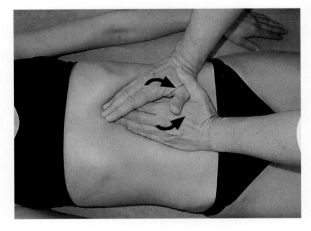

图 7.23

Kuchera 循环系统技术

动脉刺激

- 通过脊柱序列操作刺激腹腔干;
- 横膈技术。

静脉刺激

- 肝泵;
- 肝十二指肠韧带拉伸;
- 横膈技术。

淋巴刺激

- 胸部与腹部淋巴引流;
- 横膈技术。

自主神经协调技术

交感神经系统

交感神经干 T6~T9 刺激技术:

- 肋骨提升;
- 抑制椎旁肌;
- 振动技术;
- 徒手操作技术;
- Maitland 技术;
- 刺激腹腔神经丛;
- 横膈技术。

副交感神经系统

迷走神经刺激技术:

- 颅骶治疗;
- 喉部操作技术;
- 胸廓技术(回弹技术);
- 横膈技术。

Chapman 反射点治疗

位置

食管

前侧

第 2 至第 3 肋间隙,邻近胸骨(双侧)。

后侧

T2 棘突与横突末端连线的中点, 接近椎体上端(双侧)。

胃部分泌(胃部疾病阳性)

前侧

第 5 至第 6 肋间隙,胸骨旁外侧,大约与乳头线平行;仅在左侧。

后侧

T5~T6 横突间隙,棘突与横突尖端连线的中点;仅在左侧。

胃性痉挛

前侧

第 6 至第 7 肋间隙,胸骨旁外侧,大约与乳头线平行;仅在左侧。

后侧

T6~T7 横突间隙,棘突与横突尖端连线中点;仅在左侧。

幽门

前侧

胸骨前表面,从胸骨柄到剑突。

后侧

第 10 肋上,肋骨横突关节水平;仅在右侧。

治疗原则

触及反射点。为达到治疗目的,轻轻地把手指放在反射点上,仅轻微施加压力。反射点通常是非常敏感的,因此必须谨慎操作。

手指保持在反射点上,轻轻旋转进行治疗。

先治疗前侧点,然后是后侧点。持续治疗,直到反射点的敏感性正常化或反射点恢复一致性。

最后,再次检查前侧反射点。如果没有觉察到任何改变, 有可能是器官病理改变太严重而不能在短期内被反射所影响,或者是存在必须首先治疗的其他功能障碍。

给予患者的建议

- 治疗前 2~3 小时内不要进食;
- 避免穿紧身裤或束腰;
- 尽量避免双手举过头顶的动作。

裂孔疝患者

- 减少单次进食量;
- 下午 6 点以后不要吃任何东西;
- 将床整体稍微倾斜,抬高头部。

溃疡患者

- 糖和工业加工的碳水化合物能导致胃溃疡的发生;
- 喝牛奶会导致胃部的 pH 值在短期内升高,从而增加胃酸分泌;
- 酒精和烟草会刺激胃部;
- 咖啡和含咖啡因饮料会加重溃疡;
- 甲硫氨酸和谷氨酰胺具有治疗作用——生卷心菜汁富含这些氨基酸;
- 加强自身免疫力,对抗幽门螺杆菌感染。

第 8 章

十二指肠

解剖学

概述

十二指肠总长度为 25~30cm，呈马蹄铁形状，从 T12 延伸至 L3，从右侧肋下延伸到脐区(图 8.1)。

十二指肠分为四个部分：

1. 上部
2. 降部
3. 水平部
4. 升部

十二指肠上部至十二指肠空肠曲之间的管道内径逐渐变窄，从 4.7 cm 到 2.7cm。

位置(图8.1)

上部

十二指肠上部约在腹腔内 5cm 深度，是十二指肠活动性最好的部分，其位置存在 4~5 cm 范围内的变化，这取决于呼吸、胃的充盈状态和姿势。

上部从 T12 延伸至 L1，自幽门处向右向上向后延伸。

降部

降部约在紧邻腹膜后 10cm 深度，垂直向下，更确切地说是脊椎序列右侧 L1~L3(/4)。

胆囊和胰腺的分泌液导管在降部后内侧经十二指肠大乳头(肝胰壶腹)与十二指肠相通。除常见解剖形态之外，这两条管道的进入位置也有多种变化。副胰管可经十二指肠小乳头(圣托里尼壶腹)在肝胰壶腹上方 2cm 处进入十二指肠。

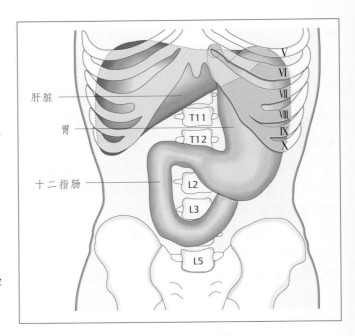

图 8.1　十二指肠的位置

水平部

水平部约在 9cm 深度，紧邻腹膜后位。

水平部自 L3(/4)水平起向左越过脊椎，稍微斜向上，到达 L2 水平。

升部

升部约在 6cm 深度，紧邻腹膜后部。

升部从 L2 到 L1 呈现出向左上升的状态，在十二指肠空肠曲处以锐角结束，从此处再次进入腹膜内部。

局部解剖关系(图8.2)

上部

● 脊椎序列水平:站位在 L2 或 L3，仰卧位在 L1或 L2；

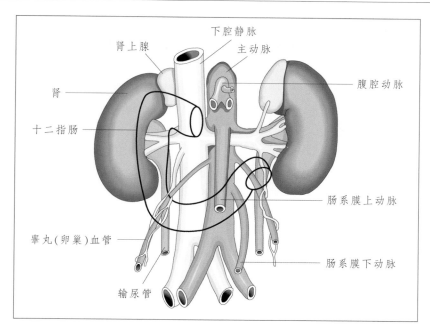

图 8.2　十二指肠的局部解剖关系。

- 胆囊；
- 肝脏；
- 下腔静脉；
- 胰头部；
- 肝十二指肠韧带；
- 腹膜。

降部

- 脊椎序列水平：L1~L3；
- 横结肠；
- 横结肠系膜；
- 肝脏；
- 升结肠；
- 胰头和胰腺导管；
- 胆总管；
- 十二指肠悬韧带（十二指肠悬吊肌）；
- 右肾和肾门；
- 下腔静脉；
- 右输尿管；
- 睾丸或卵巢血管；
- 腹膜。

水平部

- 脊椎序列水平：L2~L3；
- 肠系膜根部；
- 肠系膜上动脉和肠系膜上静脉；

- 胰头部；
- 小肠襻；
- 十二指肠悬韧带；
- 腰大肌；
- 主动脉；
- 下腔静脉；
- 腹膜。

升部

- 脊椎序列水平：L1 和 L2；
- 胃和幽门的小粗隆；
- 横结肠系膜；
- 小肠襻；
- 左侧腰大肌；
- 左肾血管；
- 主动脉；
- 左肾；
- 腹膜；
- 胰腺。

附着和悬挂结构

- 器官压力；
- 膨胀压；
- 腹膜后部间隙的结缔组织；
- 肝十二指肠韧带；

● 十二指肠悬韧带。

十二指肠悬韧带(十二指肠悬吊肌)由平滑肌和横纹肌纤维组成。平滑肌纤维起源于肠系膜上动脉,呈扇形分布于升部、水平部或十二指肠空肠曲。这些纤维呈放射状进入十二指肠的纵行肌和环状肌。横纹肌纤维起源于横膈脚,止于十二指肠空肠曲处。

循环系统

动脉

● 胃十二指肠动脉(腹腔干);
● 胰十二指肠下动脉(肠系膜上动脉)。

静脉

● 门静脉。

淋巴引流

伴随血管进入腹腔淋巴结。

神经支配

交感神经系统源于T9~T12,经内脏小神经到达腹腔神经丛和肠系膜上神经丛。

器官时钟

最大时间:13:00~15:00。
最小时间:1:00~3:00。

Barral 运动生理学

能动性

横膈呼吸运动、胃部充盈状态和身体姿势的变化可以导致十二指肠整体产生移动。与胰头部同时最大限度下移一个椎体,尽管事实是其被牢牢固定在腹膜后位空间。随着年龄增长,我们还可以观察到十二指肠和胰腺向下移动。因此十二指肠的水平部可以延伸到骶岬附近。

根据Barral理论,上部向升部移动,呈C形十二指肠的两臂相互靠近。此运动的发动机制是横膈。

原动性

在消退期,上部向升部移动,呈C形十二指肠的两臂相互靠近。在膨胀期,该运动则相反。

生理学

十二指肠黏膜的结构与第12章所述的基本结构相一致。环状褶壁(克尔克林瓣)在此处特别明显。

十二指肠的一个显著特征是布氏腺(布鲁尼尔腺),其部分穿透黏膜层直达环状肌层,能够产生大量

的黏液分泌物。这种黏液分泌物含有糖醇蛋白和碳酸氢盐,可中和酸性食糜。

十二指肠黏膜细胞的寿命较短(34~38小时),这就意味着我们能观察到黏膜的快速生理性更新。我们可以把它理解为一种针对食糜酸性的防御机制,因为受损细胞很快会被替换。

因此,十二指肠黏膜可通过以下几种方式来抵御胃酸和胰酶的侵袭:布氏腺分泌的黏液、胰液中的碳酸氢盐及黏膜的快速更新。

病理学

需要医学阐明的症状

> ● 上腹部疼痛;
> ● 脐旁右侧触诊高敏感性;
> ● 主诉食物摄入量明显增加。

十二指肠溃疡

定义

十二指肠溃疡表现为黏膜缺损,可深及黏膜肌层。95%的溃疡位于上部和前壁,其发生率是胃溃疡的3~4倍。

病因

● 80%的患者为吸烟者;
● 感染幽门螺杆菌;
● 相对保护性物质存在酸过量,例如碳酸氢盐。

临床表现

● 上腹部疼痛;
● 脐旁右侧触诊高敏感性;
● 进食疼痛明显缓解(常为延迟性、夜间、空腹性疼痛)。

整骨学实践

主要症状

> ● 延迟性、夜间、空腹性疼痛(上腹至脐旁);
> ● 疼痛因进食而缓解。

典型功能障碍

- 痉挛；
- 粘连/固化；
- 因十二指肠乳头痉挛或狭窄所致胆汁排出障碍。

相关结构性功能障碍

T12~L1。

非典型症状

非典型症状可以通过整骨链来解释，或可以通过患者病史来解释(关于整骨链的解释，请参阅第 5 章第 37 页"非典型症状")。

疼痛位于胸腰交界处，有时伴有反复发作的复发性结构功能障碍。

整骨学治疗适应证

粘连/固化

粘连/固化的潜在原因可能是各种腹部手术，以及炎症性疾病，包括邻近器官，例如胃溃疡。

痉挛

痉挛常与十二指肠溃疡一起发生。

骨科学治疗禁忌证

- 新鲜瘢痕；
- 急性炎症，例如溃疡或胆囊炎的急性期；
- 患者所知道的溃疡症状改变，例如不同程度的疼痛；
- 如果十二指肠徒手操作治疗引起明显的自主神经反应，如严重恶心、呕吐、出汗、头晕、虚脱或心动过速，则必须立即停止。

整骨学测试和治疗

Barral Oddi括约肌(十二指肠大乳头)的治疗

起始位置

患者仰卧位，双腿屈曲。治疗师站在患者右侧。

操作步骤

要找到 Oddi 括约肌，先找到其大概在腹壁上的投影。从肚脐上移大约三横指，从这里向右水平侧移，直至与肚脐–右乳头连线交叉(或肚脐与右锁骨中线–右

肋弓交点的连线)。在交叉点慢慢向后渗入腹部。缓慢进行是非常重要的，这可使浅表的肠襻或横结肠有足够的时间移开，并且筋膜能够放松。

当触诊至足够深度，通常会触诊到一个灵活、豌豆(0.5~1cm)大小的紧实结节。在大多数情况下，括约肌对触诊很敏感。

当触诊到 Oddi 括约肌后可以在其上施加小的环绕、振动或抑制技术，直到肌张力和敏感度明显降低。

Barral 十二指肠空肠曲的治疗

起始位置

患者仰卧位，双腿屈曲。治疗师站在患者左侧。

操作步骤

触诊寻找十二指肠空肠曲可以按照寻找 Oddi 括约肌的镜像进行：从肚脐上方大约三横指宽处向左水平侧移，直到与肚脐–左乳头连线(或肚脐与左锁骨中线–左肋弓交叉点的连线)交叉。在交叉点慢慢向后渗入腹部。缓慢进行是非常重要的，这样可使浅表的肠襻或横结肠可以移开并且筋膜能够放松(图 8.3)。

当触诊到足够深度，通常会发现一个触诊压力敏感点(0.5~1cm)。

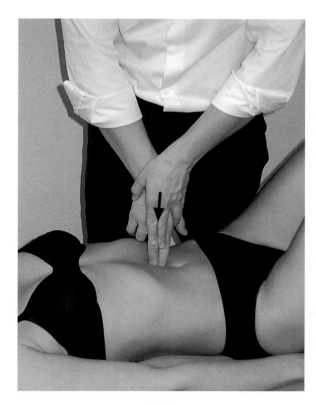

图 8.3

在此点可以应用小的环绕、振动或抑制技术,直到张力和敏感度明显降低。

这两个反射点 (Oddi 括约肌和十二指肠空肠曲) 的治疗可使十二指肠张力降低和腹部整体松弛。因此这两个治疗也可以独立于十二指肠指征作为通用内脏治疗技术使用。

Barral 坐位经肝脏松弛上部

起始位置

患者坐在治疗床的边缘。治疗师站在患者身后。

操作步骤

左臂越过患者左肩,左手置于患者右肋弓缘,墨菲点的内侧;右臂穿过患者右侧腋下,右手放置于患者左手旁边(图 8.4)。

双手在胆囊内侧向后上向外方向趋近于十二指肠上部并使患者进入脊椎后凸状态。尽可能在此方向触诊,并与肝脏接触。通过向上提升肝脏,也可以通过拉动肝十二指肠韧带向上松动上部。接下来第二步,"释放"肝脏,并向下松动上部。

Barral 侧卧位降部和水平部去痉挛化

起始位置

患者侧卧位,面向右侧,两腿微微屈曲。治疗师站在患者身后。

操作步骤

双手放在患者腹部升结肠内侧、小肠襻外侧。因此右手位于右肋弓下缘,左手靠近右手放置(图 8.5)。然后向腹部深部向后内方向触诊。此时小肠襻位于手掌中,而指尖到达降部外侧,并同时双手分别向内上与内下

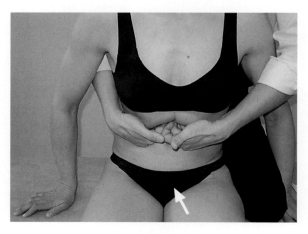

图 8.4

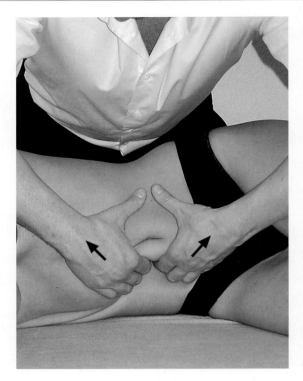

图 8.5

拉伸降部;这对水平部也有影响。保持此姿势直至觉察到组织松弛。

变式

坐于患者前方,以同样的方式进行,只需要调整将左手置于右肋弓下缘。

仰卧位上部与降部之间十二指肠上曲的治疗

起始位置

患者仰卧位,双腿屈曲。治疗师站在治疗床头端患者右肩旁。

操作步骤

双手放于腹部,左手置于幽门略外侧投影处 (图 8.6),右手置于降部投影内侧缘;双手手指彼此靠近沿十二指肠升部与降部的轴向放置。

双手向后慢慢渗入腹部,进行深层次触诊。十二指肠上方的组织被压缩并固定上部和降部。必须谨慎进行,否则这项技术实施会让患者感到非常疼痛。

当向后进入足够深度,向两个方向松弛上曲:
1.向形成钝角方向松弛
2.向形成锐角方向松弛
保持这个姿势,直至感觉到紧张度降低。

几乎所有十二指肠溃疡都发生在上部,因此在非

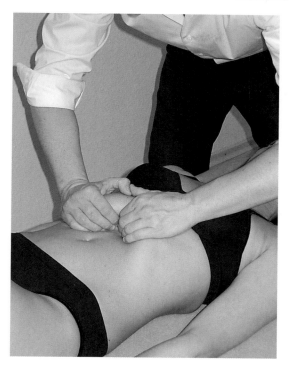

图 8.6

急性疾病状态且此区域特别紧张时可以使用本技术。

Barral 十二指肠原动性测试和治疗

起始位置

患者仰卧位,双腿伸展。治疗师坐在患者右侧,面向患者头部。

操作步骤

将右手轻轻放在患者腹部,不要施加压力;中指位于正中线,手指指向头部,前臂置于腹部(图 8.7)。

测试序列

测试原动性:消退期上部向升部运动,呈 C 形的十二指肠两臂相互靠近;在膨胀期,运动方向则是相反的。

评估膨胀相和消退相原动性运动的幅度和方向,以及整个运动的节律。

如果原动性运动的一个或两个相位出现了障碍,就要对患者进行治疗。

治疗

原动性运动是通过跟随未受损运动来间接治疗的,在这个运动的终点停留几个循环,然后跟随受损运动到达新的终点。

也可以尝试增加其自由活动范围(促进)。随后检查受损运动方向是否得到改善。

重复此操作数次,直到原动性运动的节律、方向和幅度恢复正常。

Finet-Williame 筋膜治疗

起始位置

患者仰卧位,双腿伸展。治疗师站在患者右侧。

操作步骤

双手置于患者腹部中线两侧,手指指向头部,指尖位于肋弓下缘(图 8.8)。用双手向后施加适当压力以到达相应筋膜平面。

治疗

吸气相双手同时向下向内拉动,然后顺时针旋转;呼气相保持所达到的位置。重复这个过程,直至筋膜运动的终点。在接下来的呼气相释放拉力。

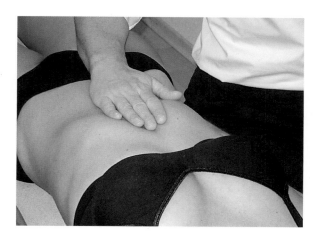

图 8.7

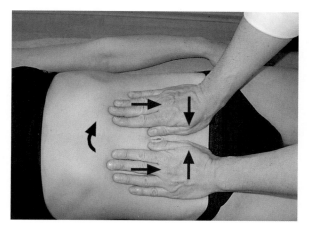

图 8.8

重复整个治疗 4~5 次。

Kuchera 循环系统技术

动脉刺激技术

- 通过脊柱序列操作刺激腹腔干和肠系膜上动脉；
- 横膈技术。

静脉刺激技术

- 肝泵；
- 肝十二指肠韧带拉伸；
- 横膈技术。

淋巴刺激技术

- 胸部和腹部淋巴引流；
- 横膈技术。

自主神经协调技术

交感神经系统

交感神经干 T9~T12 刺激技术：

- 提肋技术；
- 抑制椎旁肌；
- 振动技术；
- 徒手操作技术；
- Maitland 技术；
- 腹腔神经丛和肠系膜上神经节刺激技术；
- 横膈技术。

副交感神经系统

迷走神经刺激技术：

- 颅骶治疗；
- 喉部技术；
- 胸廓技术(回弹技术)；
- 横膈技术。

给予患者的建议

- 劝导患者戒烟(80%的十二指肠溃疡患者是吸烟者)；
- 避免食用会引起消化不良的食物。

解剖学

概述

脾脏长 10~12cm，宽 6~7cm，厚 3~4cm（大约拳头大小），重 150~200g，在正常大小状态是很难触诊到的。

位置

脾脏位于左侧季肋部腹膜内位，肋骨 R9~R11 高度（图 9.1）。

脾脏纵轴大约沿 R10 由上至下，由后至前，由外至内排列。

脾床下缘与左侧膈结肠韧带相邻。

局部解剖关系

- 横膈

- 胃
- 左肾及肾上腺
- 横结肠
- 左侧膈结肠韧带（脾支持带）
- 胰腺
- 左侧 R9~R11

附着和悬挂结构（图9.2）

- 器官的压力
- 膨胀压
- 左侧膈结肠韧带
- 胃脾韧带
- 脾肾韧带（以前的膈脾韧带）
- 胰脾韧带

循环系统

动脉

脾动脉（经脾肾韧带）。

静脉

脾静脉（通过脾肾韧带）。

淋巴引流

胰脾淋巴结与腹腔、肝脏和胃部的淋巴管相连。

神经支配

- 交感神经系统源于 T5~T9，经内脏大神经至腹腔神经丛；
- 迷走神经。

器官的时钟

最大时间：9:00~11:00。

最小时间：21:00~23:00。

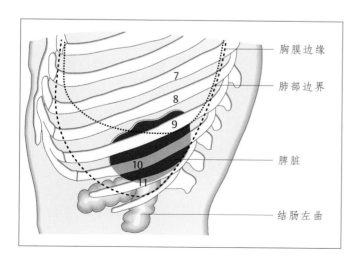

图 9.1 脾脏位于左肋 R9~R11 的高度。

胸膜边缘
肺部边界
脾脏
结肠左曲

7
8
9
10
11

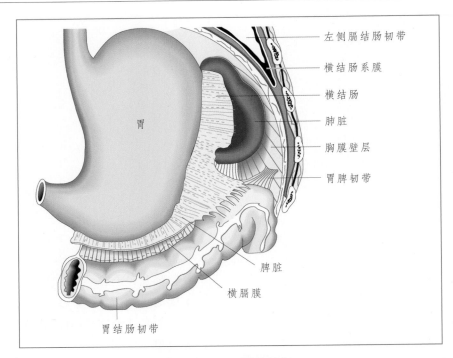

左侧膈结肠韧带

横结肠系膜

横结肠

肺脏

胸膜壁层

胃脾韧带

脾脏

横膈膜

胃结肠韧带

胃

图 9.2　脾脏的附着结构。

器官–牙齿关联

基本信息见第 32 页。

- 左下颌第一后牙
- 左上颌第一白齿

Barral 运动生理学

能动性

脾脏跟随膈肌运动:吸气相脾脏向下向内移动;呼气相运动方向相反。

脾脏的位置会受到身体姿势改变而改变,还会受左侧膈结肠韧带张力和长度变化及横结肠的影响,胃部的充盈同样会使脾脏向前向下移位。

生理学

- 清除老化或受损的血细胞 (特别是红细胞)、血小板、微生物或免疫复合物;
- 抗原诱导分化和增殖 B 和 T 淋巴细胞;
- 储存血小板和红细胞。

病理学

需要医学阐明的症状

脾大

定义

脾大是指脾脏体积增加肿大。体积增大可能会使脾脏变得可触诊到。

病因

脾大可能是各种不同疾病病理改变的一种症状,例如:

- 血液和淋巴疾病(淋巴瘤、白血病、溶血性贫血);
- 肝病(肝硬化、肝炎);
- 风湿性疾病;
- 门静脉高压;
- 贮积症(如淀粉样变性);
- 感染性疾病(如疟疾、伤寒);
- 肉瘤;
- 脓肿;

●棘球蚴囊。

临床

脾大可以通过触诊或其他技术手段确诊。

在脾脏逐渐增大的案例中，症状是由于脾脏移位引发的。在脾脏快速增大的案例中可以发现左上腹部绞痛样疼痛并放射至左肩。

由于脾大往往是一种继发性症状，我们必须检查相关疾病的其他指征。

脾功能亢进症

定义

脾脏功能亢进可引起的贫血、粒细胞减少或血小板减少。脾功能亢进常伴有脾大。

病因

见第 80 页（脾大）。

临床

见第 80 页（脾大）。

血细胞计数改变。

整骨学实践

主要症状

●脾大。

典型功能障碍

典型功能障碍为粘连/固化方面的障碍，脏器下垂或痉挛在脾脏不存在。

相关结构性功能障碍

左侧 R9 和 R10。

非典型症状

以下症状可以通过整骨链来解释，也可以通过患者病史来解释（关于整骨链的解释，请参阅第 5 章 37 页的"非典型症状"）：

●左侧存在缝合；
●弱免疫系统。

整骨学治疗适应证

为了激活免疫系统，建议对脾脏进行治疗。

整骨学治疗禁忌证

●脾大；
●脾功能亢进。

临床应用注意事项

除了肝脏、小肠及胸腺外，脾脏是免疫器官之一。具有免疫活性的器官在我们的免疫系统中发挥作用，即使只是阶段性免疫器官（如胸腺）。

免疫系统受损会有两种方式：免疫系统减弱导致免疫系统受损，此类患者经常发生呼吸道感染，鼻窦炎、喉炎、支气管或肺炎在这种情况下很常见。此型免疫紊乱可影响婴儿。即使是母乳喂养的孩子也会遭受严重的呼吸道感染，这是免疫防御机制减弱的标志。

免疫系统减弱的另一个标志是泌尿生殖器官的频繁感染。特别是当我们看到那些从未有过或很长一段时间没有发生过膀胱炎症的患者复发时，仔细观察肝脏、小肠、脾脏及依然活跃的胸腺是很有意义的。

此外，免疫系统也会因过度反应而受损。诸如对花粉、动物毛发、食物等过敏。过度反应可以更加广泛而剧烈，能够引发神经性皮炎、支气管哮喘或自体免疫性疾病。

在所有病例中这些过敏性疾病在生命的不同阶段可能会变得更强或更弱，即我们需要在这些过敏症中观察"疾病的变化过程"，在导致过敏的物质对患者不会产生过度影响时，此时是整骨学治疗的适宜时期。在肝脏、小肠、脾脏或胸腺中发现功能失调的情况并不少见，它们会扰乱人体的免疫防御系统。我们应该仔细检查这些器官，以防免疫防御系统发生整体减弱与超敏反应。

此外，诊断和必要时治疗病变器官本身也很重要。特别是肺部和膀胱，它们的自身属性使得它们经常与病原微生物接触，因此它们本身也拥有自己完善的防御系统。

如果免疫防御机制减弱或超敏化，我们可以使用结构或循环治疗技术改善免疫活性器官的功能。

最后我们需要更详细地讨论免疫系统的一种特殊应激状态。我们都会有一些压力特别大的人生阶段，在这些阶段我们会被强烈的负面因素所占据，也就是说此时压力是一种负担而不是一种动力。这种状态可能是由工作中的异常情况或个体压力所造成的，例如感情变故或生病。不幸的是这种压力也会影响孩子：他们最容易受到父母离异的影响，尽管这种情况并不总是很明显。学习的巨大压力也会给他们带来沉重的负担,这种压力往往来自于父母。

我们的身体会利用由肾上腺所分泌的激素皮质醇来应对压力。只要压力状况不是持续太久,它就能正常工作。然而,当这种阶段性状态持续存在时,皮质醇高水平会对身体产生免疫抑制作用。在这种情况下,会发生频繁和反复复发的感染。呼吸道和泌尿生殖道是最常见的感染部位,也可发生带状疱疹等较少见的病毒性疾病。

如果免疫系统受到严重干扰,我们首先必须识别并消除诱发压力的因素,然后才有机会重建身体的防御系统。

整骨学测试和治疗

膈结肠韧带测试和拉伸

起始位置

患者坐位。治疗师站在患者身后。

操作步骤

将双手指尖放在患者腹部左侧肋弓下缘(图 9.3)。

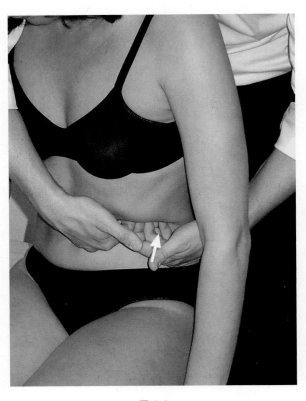

图 9.3

触诊横结肠,沿横结肠向左触诊到左侧结肠曲。在左侧结肠曲略微外侧,可以触诊到膈结肠韧带向左延伸至横膈膜。

躯干向左侧屈肌松弛膈结肠韧带;向对侧屈肌拉紧膈结肠韧带。

测试序列

评估韧带在拉紧和放松状态下的紧张度和敏感性。

治疗

按压韧带并将韧带向上向外拉伸。同时向对侧屈肌增加拉伸。

胃脾韧带的拉伸

起始位置

患者右侧卧位。治疗师站在患者身后。

操作步骤

头侧手放在第 10 肋,脾的正上方;尾侧手找到胃大弯并用大鱼际进行触诊(图 9.4)。

用尾侧手向内松动胃部,同时用头侧手将肋骨固定于脾脏,向后、略微向上施予松动(图 9.5)。

此动作可以拉伸到该韧带。保持姿势 30 秒。可以重复此技术数次。

脾泵

起始位置

患者仰卧位,双腿屈曲。治疗师站在患者右侧。

操作步骤

将右侧手指按照小指侧位于患者左侧肋弓下缘依

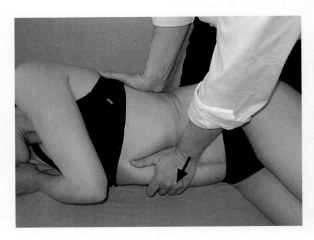

图 9.4

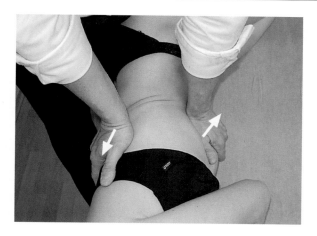

图 9.5

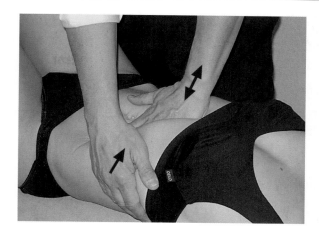

图 9.7

次放置；将左手放在右手上方（图 9.6）。双手向脾脏方向施加振动技术，即向上向外间歇性轻轻按压，频率为 150~180/分钟。持续振动约 2 分钟。

变式

　　将左手按照小指侧位于患者左肋弓下缘放置；将右手置于患者左肋弓外侧脾脏之上（参照结构为第 10 肋）（图 9.7）。

　　右手将左侧肋弓向下向内向左手方向拉动；左手通过向右手方向的轻微节律性振动刺激脾脏。

Finet-Williame 筋膜治疗

起始位置

　　患者仰卧位，双腿伸展。治疗师站在患者右侧。

操作步骤

　　左手穿过患者躯干后方置于左肋弓后外侧下方位于脾的高度；右手按照小指位于患者左肋弓下缘放置，右手指尖指向右腋窝（图 9.8）。双手施加足够压力（右

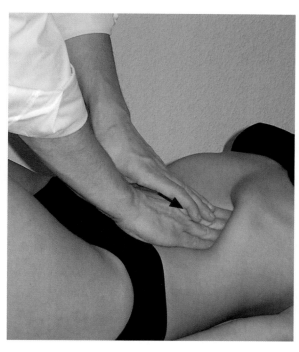

图 9.6

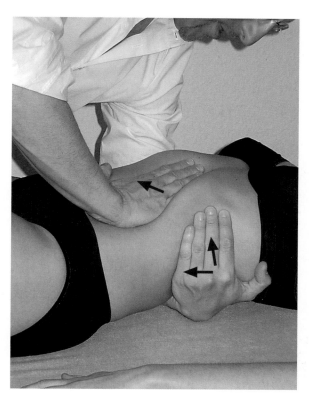

图 9.8

手向后、左手向内)到达操作筋膜平面。

治疗

吸气期双手向下拉,同时右手也向内拉,左手向中线移动。

呼气期保持所达到的位置。重复此过程,直至到达筋膜运动的终点。在下一次呼气时释放拉力。

重复整个治疗过程 4~5 次。

Kuchera 循环系统技术

动脉刺激技术

- 通过脊柱序列操作刺激腹腔干;
- 横膈技术。

静脉刺激技术

- 肝泵;
- 肝十二指肠韧带拉伸;
- 横膈技术。

淋巴刺激技术

- 胸腔和腹腔淋巴引流;
- 横膈技术。

自主神经协调技术

交感神经系统

交感神经干 T5~T9 刺激技术:

- 提肋技术;
- 抑制椎旁肌;
- 振动技术;
- 徒手操作技术;
- Maitland 技术;
- 腹腔神经丛刺激技术;
- 横膈技术。

副交感神经系统

迷走神经刺激技术:

- 颅骶治疗;
- 喉部技术;
- 胸廓技术(回弹技术);
- 横膈技术。

Chapman 反射点治疗

位置

前侧

左侧第 7~第 8 肋间隙,靠近肋软骨。

后侧

T7~T8 横突间隙,棘突与横突尖端连线中点;仅在左侧。

治疗原则

触及反射点。为达到治疗目的,轻轻地把手指放在反射点上,仅轻微施加压力。反射点通常是非常敏感的,因此必须谨慎操作。

手指保持在反射点上,轻轻旋转进行治疗。

先治疗前侧点,然后是后侧点。持续治疗,直到反射点的敏感性正常化或反射点恢复一致性。

最后,再次检查前侧反射点。如果没有觉察到任何改变,有可能是器官病理改变太严重而不能在短期内被反射所影响,或者是存在必须首先治疗的其他功能障碍。

给患者的建议

- 通过饮食增强免疫功能,尽可能减少工业加工碳水化合物、饱和脂肪和酒精的摄入;
- 以下食物可以增强免疫功能:
  - 瘦肉;
  - 低脂奶制品;
  - 全谷物;
  - 新鲜水果及蔬菜;
  - 鱼;
  - 坚果。
- 上述食物中含有可以增强人体免疫功能的微量营养素。这些微量营养元素包括:
  - 维生素 A;
  - 维生素 B_6;
  - 维生素 C;
  - 维生素 E;
  - 硒;
  - 锌。

第 10 章

胰腺

解剖学

概述

胰腺长 14~18cm,重 70~80g。它是一个具有外分泌和内分泌特征的腺体。

分区

- 具有钩突的胰头;
- 胰体;
- 胰尾;
- 胰管(主胰管/维尔松管);
- 副胰管(圣托里尼管)。

位置

胰腺是紧邻腹膜后位的器官,大致位于 L1~L2 水平的中线上,胰头低于胰尾。胰体纵轴与水平线呈向左上大约 30°倾斜。

副胰管,如果存在,其进入十二指肠位置位于十二指肠大乳头上方 2~3cm。

局部解剖关系(图10.1)

- 十二指肠;
- L2~L3(胰头),被右侧膈脚所覆盖;
- 胆总管;
- 主动脉;
- 下腔静脉;
- 左肾静脉;
- 幽门;

- 肠系膜上动脉和静脉;
- 十二指肠空肠曲;
- 网膜囊;
- 胃;
- 肾脏;
- 横结肠系膜(把胰腺分为结肠系膜下部和结肠系膜上部);
- 横结肠;
- 左结肠弯曲;
- 脾静脉;
- 腹膜;
- 脾脏;
- 小网膜;
- 门静脉。

附着和悬挂结构

- 器官压力;
- 膨胀压;
- 腹膜后位空间的结缔组织附着;
- 胰脾韧带;
- 胰腺后筋膜(特里兹筋膜);
- 横结肠系膜;
- 十二指肠。

循环系统

动脉

- 肠系膜上动脉;
- 胃十二指肠动脉(源于肝总动脉);

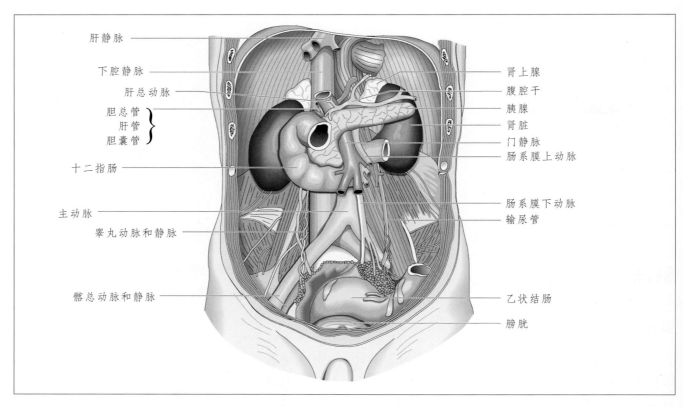

肝静脉

下腔静脉

肝总动脉

胆总管
肝管
胆囊管

十二指肠

主动脉

睾丸动脉和静脉

髂总动脉和静脉

肾上腺

腹腔干

胰腺

肾脏

门静脉

肠系膜上动脉

肠系膜下动脉

输尿管

乙状结肠

膀胱

图 10.1　胰腺的局部解剖关系。

- 脾动脉。

静脉

- 肠系膜上静脉；
- 门静脉(源于脾静脉和胰十二指肠静脉)。

淋巴引流

- 与附近器官淋巴管直接连接(十二指肠)；
- 经腹腔淋巴结到达身体左侧胃与肝淋巴结；
- 纵隔和颈部淋巴结；
- 胰结肠淋巴结和幽门；
- 肠系膜淋巴结和主动脉周围淋巴结。

神经支配

- 交感神经系统源于 T5~T9(有时是 T10 和 T11)经内脏大神经至腹腔神经丛；
- 迷走神经。

器官时钟

最大时间：9:00~11:00。

最小时间：21:00~23:00。

器官—牙齿关联

基本信息见第 32 页

- 右下颌第一颗后牙；
- 右上颌第一颗白齿。

Barral 运动生理学

能动性

胰腺由于被筋膜良好地锚定在腹膜后的空间，因此胰腺很难检测到分离的能动性运动。邻近器官和横膈膜的运动会推动和拉动胰腺。

原动性

手放于胰腺在腹部的投射点上(手指指向胰尾，手掌位于胰头上方)，在呼气相我们可以监测到从掌跟到指尖的波动。在吸气相波动传播的方向相反。

生理学

胰腺是一个同时具有外分泌和内分泌功能的腺体。内分泌部分，胰岛分布于整个胰腺并在胰体和胰尾聚集。胰岛中细胞可以分泌负责调节血糖的激素，即胰岛素、胰高血糖素和生长激素抑制素。

胰岛素

胰岛素在胰岛 β 细胞中合成(大约 2mg/d),并通过使每个体细胞的细胞壁对葡萄糖渗透性增加而降低血糖水平。此外,胰岛素还会辅助细胞吸收不同的氨基酸。

在肝脏中,胰岛素将启动各种代谢过程:

- 启动糖原合成及抑制糖原分解;
- 启动脂类合成及抑制脂类分解;
- 抑制蛋白质分解。

胰高血糖素

胰高血糖素是由胰岛的 α 细胞所分泌的,它是"胰岛素拮抗激素",通过促进肝糖原分解和糖异生作用来提高血糖水平。

生长素抑制素

生长素抑制素由 δ 细胞合成,会抑制胰岛素和胰高血糖素的释放,通过减少肠道蠕动和抑制消化液的分泌来减少消化活动。生长素抑制素的作用是尽可能地维持血糖水平。

胰腺外分泌腺部分的分泌液将进入胰管。由于胰腺发挥作用,每天有 1~1.5L 的"腹部唾液"进入十二指肠。

这种分泌物包括:

- 碳酸氢盐可以中和胃中的酸性食糜;
- 胰蛋白酶原和胰凝乳蛋白酶原(消化蛋白质所需的酶类);
- α-淀粉酶(也存在于口腔唾液中),可以分解碳水化合物;
- 脂肪酶(脂肪分解酶类)。

"腹部唾液"的酶在胰腺中还没有被激活,只有在十二指肠肠液中与胆汁或肠激酶接触后,这些酶才会被激活并开始工作。如果酶激活发生在胰腺,便会导致自身消化和急性胰腺炎症状。

病理学

需要医学阐明的症状

- 黄疸;

- 上腹部深部疼痛,下胸椎区域背部疼痛,从后向前呈带状放射;
- "橡皮胃"。

急性胰腺炎

定义

急性胰腺炎是胰腺发生的炎症,其外分泌和内分泌功能受到干扰。

病因

- 胆道疾病(40%~50%);
- 酗酒(30%~40%);
- 特发性(10%~30%)。

罕见病因包括:

- 药物(如利尿剂、阻滞剂、糖皮质激素、抗生素、非甾体抗风湿药物);
- 创伤;
- 感染(如流行性腮腺炎、柯萨奇病毒感染);
- 高钙血症(如甲状旁腺功能亢进);
- 高脂蛋白血症;
- 十二指肠乳头狭窄。

临床

- 参照症状:严重的上腹部疼痛,大约在一顿大餐或酗酒后 8~12 小时出现,疼痛放射至背部和躯干左侧环绕性环状带;
- 休克。

慢性胰腺炎

定义

胰腺的慢性炎症以持续性或复发性疼痛为特征,通常胰腺实质的形态学发生不可逆改变,并且胰腺功能紊乱。

病因

- 酒精(70%~90%);
- 特发性(10%~25%)。

罕见病因包括:

- 胰管系统异常;
- 甲状旁腺功能亢进;
- 创伤;
- 滥用止痛药。

临床

- 上腹部疼痛；
- 恶心、呕吐；
- 黄疸；
- 抑郁症；
- 糖尿病；
- 便秘；
- 血栓性静脉炎；
- 排泄功能不全；
- 体重减轻；
- 脂肪泻；
- 腹泻；
- 胀气；
- 水肿。

当大约 90% 的胰腺组织被破坏时，我们可将脂肪泻作为消化不良的指征，此时也会出现脂溶性维生素缺乏的症状（如夜盲症、凝血障碍、骨软化）。

胰腺癌

定义

胰腺的恶性肿瘤通常位于导管系统的上皮细胞。

病因

胰腺癌的发病原因尚不清楚。酒精、尼古丁和咖啡的摄入作为诱发因素目前正在研究中。

临床

无明显早期症状。

- 体重下降；
- 复发性血栓性静脉炎；
- 背部疼痛；
- 阻塞性黄疸。

整骨学实践

主要症状

> - 疼痛位于胸腰结合段和肚脐上方的带状区域；
> - "橡皮胃"。

典型功能障碍

腺体内分泌或外分泌功能紊乱。

相关结构障碍

- T9；
- 左侧髂骶关节；
- 左侧肩胛提肌附着处易激惹。

非典型症状

以下一系列症状可以通过整骨链来解释，也可以通过患者病史来解释（关于整骨链的解释，请参阅第 5 章 37 页的"非典型症状"）：

- 进食后上腹不适（恶心、饱腹感、压迫感）；
- 疲劳；
- 略微前屈的保护性姿势；
- 粪便颜色变浅。

与其他专家不同，Barral 还列出了器官的如下特异性症状：

- 进食后潮热；
- 左侧肩胛上角与下角之间的中间区域疼痛（尤其是在大餐/不易消化的餐食后）；
- 餐后和消化阶段开始时呼吸变浅；
- 对气味的敏感性，尤指浓烈的香水；
- 偏爱辛辣或酸味食物。

整骨学治疗适应证

非典型症状和相关结构功能障碍是其适应证。

整骨学治疗禁忌证

- 急性胰腺炎；
- 黄疸；
- 肿瘤；
- 传染病；
- 发热。

如果胰腺的治疗引发了明显的自主神经反应，例如严重恶心、呕吐、出汗、头晕、心动过速和昏倒倾向，必须停止治疗。

胰腺必须与肝胆功能状态结合起来考虑。这些器官其中之一发生疾病就可能导致其他器官也发生病理改变，例如：

当胆结石阻塞肝胰壶腹十二指肠乳头部时，胆汁回流至胰腺可引发急性胰腺炎；相反，当患急性胰腺炎时胰腺肿胀可使胆总管收缩，导致肝后性黄疸。

临床应用注意事项

在整骨学中,胰腺疾病不能孤立地去考量,因为它与肝脏、胆囊和十二指肠存在功能关联。为了说明这一点,我们可以从解剖学角度切入。

胆总管由肝总管与肝后面的胆囊管汇合而成,与门静脉和肝固有动脉一起在肝十二指肠韧带中向下移行。因此这部分胆管位于腹膜内位。肝十二指肠韧带止于十二指肠初始部的上边缘,胆总管在十二指肠上部后方继续下行。从这里开始胆管处于腹膜后位直至其进入十二指肠降部;在到达十二指肠大乳头的过程中它经过胰头,到达十二指肠降部后侧,并倾斜进入十二指肠壁。这样肠壁的平滑肌纤维就可以作为括约肌环绕在胆管周围,并与之共同形成十二指肠大乳头(肝胰壶腹乳头,Oddi 括约肌)。胰管也在这里汇入,胰腺的分泌液在乳头附近汇入胆管。

在初始段,胆总管的直径大约是乳头区域直径的两倍。这是非常有临床意义的,因为胆结石可以很容易地通过管道上段后卡在末段。发生这种情况会有两个结果:首先,其导致胆汁逆行回流到肝脏,从而导致黄疸;其次,胆汁会逆流进入胰腺分泌导管,从而引发急性胰腺炎。这是两个案例说明,上腹部功能器官中某一个器官发生疾病都可导致其他器官的疾病或症状。

让我们再举若干例证。

十二指肠上部是最常见的溃疡发生部位。这种疾病可以引起十二指肠壁肌肉高张力,在整骨学术语中称之为器官痉挛。十二指肠上部痉挛会对其周围环境施加高于正常的压力。受此影响最大的是位于十二指肠起始端后侧的胆总管,因为它无法避免腹膜后位空间的压力。即使是散在非连续的胆管内腔缩小,也会导致胆汁回流到肝脏,在个别极端案例中还会出现肝后黄疸。

这种器官痉挛也可以到达十二指肠降部,从而影响乳头。乳头痉挛会导致胆汁回流到肝脏。乳头痉挛的另一个原因是身心压力应激,它会产生广泛深远的影响,导致典型的胆囊结石症状,对脂肪、咖啡等不耐受,但没有胆囊炎症或结石的可证实证据。乳头痉挛的特点是对压力显著敏感。

胰腺疾病也可影响胆总管。我们在急性/慢性胰腺炎或胰腺癌中发现胰腺头部的肿胀可使胆管内腔紧缩,导致胆汁逆流回到肝脏。

因此,有若干很好的理由可以说明肝脏、胆囊、十二指肠及胰腺构成了一个功能性单元。问题是:整骨学治疗师如何去理解应对这一事实。当然,这一功能性单元组合中最可能出现功能障碍的器官是肝脏(第 5 章另见 37 页)。了解了其他三个器官的疾患会对肝脏产生不利影响,如果需要,整骨诊疗也应扩展到这些器官。

对于胰腺本身的治疗,只有少数几种技术可用。因此,更重要的是考量胰腺的周围环境,首先要提及的是十二指肠和胃。促使这些器官具有良好的活动性,就相当于用 Kuchera 创建的循环技术是为胰腺提供了很好的治疗。

最后,我们还需简要地讨论一个非常常见的胰腺功能,即胰腺相对外分泌功能不足。这个术语指的是在胰液中临时性酶类缺乏,导致消化问题,表现为偶尔腹泻和食物不耐受。这种疾病的最显著特征如下:这类患者似乎易受到各种胃肠道疾病的影响。每年腹泻 10~12 次并不少见。患者有时能耐受高脂食物,有时不能。患者主诉可能感染了病毒或吃了变质的食物。

整骨学治疗,尤其是循环技术,对胰腺的分泌功能不足很有效果。

整骨学测试和治疗

Barral 胰腺纵轴筋膜拉伸

起始位置

患者仰卧位,双腿弯曲。治疗师站在患者的右侧骨盆的高度。

操作步骤

将左手放于患者腹部,手指放置于胰头的投射处;右手放在胰尾的投射处(图 10.2)。用双手轻轻向后按压胰腺上方的浅表组织。当到达胰腺的筋膜平面时,双手同时沿着胰腺纵向轴拉伸,保持拉力直至感觉到筋膜松解。

Barral 胰腺原动性测试和治疗

起始位置

患者仰卧位,双腿伸展。治疗师坐在患者右侧。

操作步骤

将右手无压力地放置于患者胰腺在腹部的投射区,手掌位于胰头,指尖位于胰尾,前臂也放在腹部上(图 10.3)。

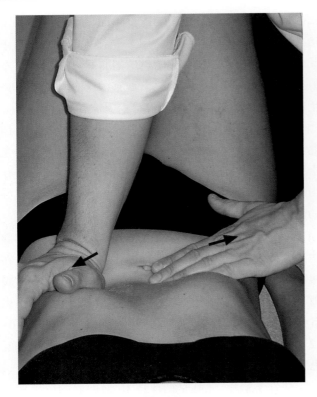

图 10.2

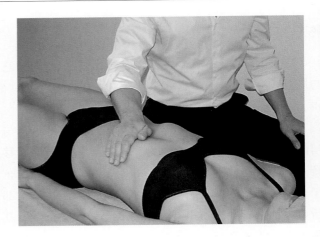

图 10.3

在呼气相可以观察到从掌根到指尖的波动；在吸气相则波动方向相反。

测试序列

测试原动性运动并评估原动性运动在吸气相和呼气相的幅度和方向，以及整个运动的节律。如果原动性运动在一个或两个相位出现了障碍，患者需要治疗。

治疗

原动性运动是通过跟随未受损运动来间接治疗的，在这个运动的终点停留几个循环，然后跟随受损运动到达新的终点。

也可以尝试扩大其自由活动范围(促进)。随后检查受损运动方向是否得到改善。

重复此操作数次，直到原动性运动的节律、方向和幅度恢复正常。

Finet–Williame 筋膜技术

起始位置

患者仰卧位，双腿伸展。治疗师站在患者右侧。

操作步骤

右手放于患者胰腺在腹部的投射区，手掌位于胰头，指尖位于胰尾；左手放于胰腺在后背投射区，手掌位于胰头，指尖位于胰尾(图 10.4)。

治疗

在吸气相双手同时向下拉动；在呼气相保持所达到的位置。重复此操作步骤直至到达筋膜运动的末端。

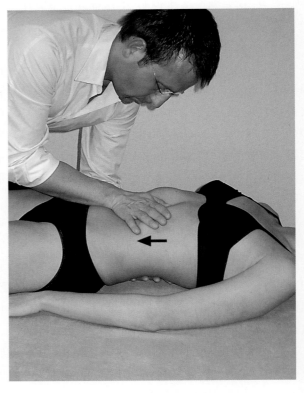

图 10.4

在下一个呼气相释放拉力。

重复整个治疗过程 4~5 次。

Kuchera 循环系统技术

动脉刺激技术

- 通过脊柱序列操作刺激腹腔干和肠系膜上动脉；
- 横膈技术。

静脉刺激技术

- 肝泵；
- 肝十二指肠韧带拉伸；
- 横膈技术。

淋巴刺激技术

- 胸部和腹部淋巴引流；
- 横膈技术。

自主神经协调技术

交感神经系统

交感神经干 T5~T9 刺激技术：

- 提肋技术；
- 抑制椎旁肌；
- 振动技术；
- 徒手操作技术；
- Maitland 技术；
- 腹腔神经丛刺激技术；
- 横膈技术。

副交感神经系统

迷走神经刺激技术：

- 颅骶治疗；
- 喉部技术；

- 胸廓技术(回弹技术)；
- 横膈技术。

Chapman 反射点治疗

位置

前侧。

右侧第 7 至第 8 肋间隙,在肋软骨附近。

后侧。

T7~T8 横突间隙,棘突与横突尖端连线的中点；仅在右侧。

治疗原则

触及反射点。为达到治疗目的,轻轻地把手指放在反射点上,仅轻微施加压力。反射点通常是非常敏感的,因此必须谨慎操作。

手指保持在反射点上,轻轻旋转进行治疗。

先治疗前侧点,然后是后侧点。持续治疗,直到反射点的敏感性正常化或反射点恢复一致性。

最后,再次检查前侧反射点。如果没有觉察到任何改变, 有可能是器官病理改变太严重而不能在短期内被反射所影响,或者是存在必须首先治疗的其他功能障碍。

给予患者的建议

糖尿病的饮食建议：

- 避免肥胖；
- 减少精制糖的摄入；
- 最好选择复合性碳水化合物；
- 服用补剂维生素 C、维生素 E 和铬(啤酒酵母)。

第 11 章

腹膜

解剖学

概述

功能

- 机械保护,通过脂肪缓冲冲击;
- 血管供给功能;
- 免疫防御。

位置

腹膜壁层

- 横膈部分:横膈底面(图 11.1);

- 后壁部分。
  - 覆盖腹横筋膜,腹膜后隙将其与腹壁分开;
  - 位于腹膜后隙的结构有主动脉、下腔静脉、肾脏、输尿管和肾上腺;输尿管通过覆盖其上的结缔组织与腹膜相连。
- 前壁:覆盖腹壁前外侧并形成:
  - 膀胱上窝;
  - 腹股沟内侧窝;
  - 腹股沟外侧窝(=腹壁薄弱处——疝门)。
- 下壁:沿盆腔侧壁延续,沿腹膜下结缔组织中线分布。在女性盆腔中,腹膜形成两个凹陷:
  - 膀胱子宫凹陷;

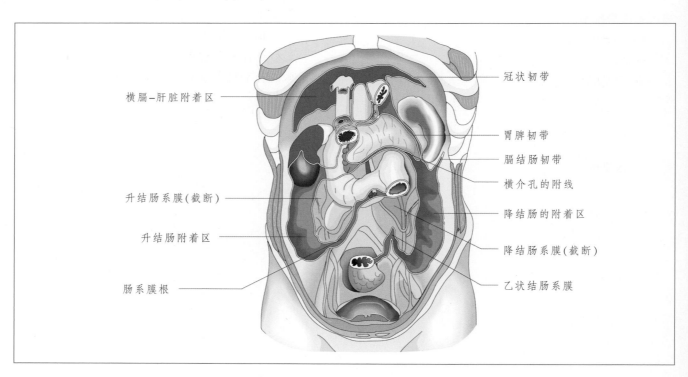

图 11.1 躯干后壁腹膜壁层相关结构。

冠状韧带

横膈-肝脏附着区

胃脾韧带

膈结肠韧带

横介孔的附线

升结肠系膜(截断)

降结肠的附着区

升结肠附着区

降结肠系膜(截断)

肠系膜根

乙状结肠系膜

–直肠子宫凹陷(道格拉斯凹陷)。

脏腹膜

脏腹膜(稳固地)位于腹膜壁层内侧面与腹部脏器表面。

局部解剖关系

腹膜从形态学上连接了所有腹膜内位器官和大部分腹膜后位/腹膜外位器官和结构。

附着和悬挂结构

肠系膜

肠系膜将这些器官附着在躯干壁上，并为它们提供血管和神经。

胃部肠系膜

胃胰褶皱(胃左动脉)与十二指肠胰韧带(肝总动脉)。

小肠系膜

- 长 12~15cm，宽 18mm；
- 行经 L2~L5；
- 在 L3~L4 水平，肠系膜上静脉进入肠系膜；
- 在 L4~L5 之间，肠系膜越过右输尿管。

阑尾系膜起源于肠系膜，并延续至阑尾卵巢韧带。

横结肠系膜

横系膜将腹膜空间分为上腹区和下腹区。

乙状结肠系膜

- 乙状结肠系膜一根部垂直向下从肠系膜下动脉延伸至 S3；
- 乙状结肠系膜另一根从肠系膜下动脉一直延伸至左侧腰肌的内侧缘；
- 与左髂动脉、左输卵管和肠系膜也存在连接。

Treitz 韧带(又名十二指肠悬肌)从膈脚、食管右缘、主动脉裂孔起至十二指肠空肠曲。

Treitz 筋膜连接十二指肠和胰腺。此外，它将胰腺后方固定于横结肠筋膜。

Toldt 筋膜连接升结肠和降结肠。

这两种筋膜是这些器官胚胎肠系膜的遗留并且指向胚胎腹膜内位所在。

韧带

韧带可以连接两个器官，或者将某一器官连接至腹壁，但其中不含重要的血管，韧带主要包括：

- 肝圆韧带(肝轮韧带，闭塞的脐静脉)；
- 冠状韧带及左/右三角韧带；
- 胃膈韧带(包裹胃部的两叶腹膜所形成的褶皱)延续形成小网膜和胃脾韧带；
- 子宫阔韧带(将腹膜稳固于子宫及附件)；
- 膈结肠韧带(大网膜的外侧延续)。

网膜

网膜是腹膜的内折，有时包含血管，并从一个器官延续至另一个器官，包括：

- 小网膜；
- 大网膜(大网膜的一部分形成胃结肠韧带)；
- 胃脾韧带(胃结肠韧带向左外侧的延续)，延续至脾脏内侧并作为胰脾韧带的前叶；
- 胰脾韧带(后侧小叶延续形成后侧腹膜壁层)。

网膜囊

边界

- 后界：后侧腹膜壁层；
- 前界：小网膜、胃、横结肠；
- 下界：横结肠系膜；
- 左界：胃脾和胰脾韧带。

循环系统

脏腹膜的动脉、静脉和淋巴循环与器官供给线相对应；腹膜壁层则是分节段供给。

神经支配

腹膜由源于膈神经、胸/腰节段神经的感觉与血管运动纤维支配。

Barral 运动生理学

驱动性

因腹膜壁层与躯干壁相连(如前述)，躯干运动导致腹膜壁层运动，可致部分区域被拉伸或者相互接近，例如将上身向后倾斜，那么紧贴于腹壁的腹膜前侧部分就会被拉伸，如果有术后粘连存在就会引起疼痛。躯干向右侧弯曲则右外侧部分相互靠近并拉伸左外侧部分。

能动性

能动性运动的动力源于腹部和横膈的呼吸运动。在吸气过程中，横膈的呼吸运动导致整个腹膜囊向下移位。此外，外侧区域横膈下部分向内移位。

吸气过程中腹壁被腹部脏器推向前方；腹膜也是

如此。在呼气过程,运动则相反。

原动性

如果腹膜未受功能障碍的影响,则会绕纵轴旋转;右侧向右旋转,左侧向左旋转。

生理学

腹膜和大网膜的功能是:
- 腹前壁的机械保护作用;
- 容纳大量淋巴细胞和血管来发挥免疫功能,特别是在大网膜;
- 脂肪储存功能:大网膜可以大量储存脂肪,甚至可能导致腹内压显著增加,造成腹部器官或膈肌功能障碍。

病理学

需要医学阐明的症状

> - 腹膜炎指征。

腹膜炎

定义
腹膜炎是局部或弥漫/广泛的急性或慢性腹膜炎症。

病因
- 感染:
  - 大约占95%的病例;
  - 中空器官穿孔;
  - 医源性——术后感染;
  - 输卵管上行感染。
- 化学性有害物质:
  - 胆汁;
  - 胰腺分泌液;
  - 尿;
  - 钡餐;
  - 外源性物质(缝合材料);
  - 放射物诱发。

临床
非常强烈而持续的躯体高张力状态或腹绞痛,在数秒内发病并持续数小时。
- 反跳触痛
- 保护性高张力或僵硬
- 肠鸣音起初增强,后减弱或消失(麻痹性黄疸)。
- 腹胀
- 脱水
- 休克

整骨学实践

主要症状

> - 腹膜炎指征

典型功能障碍

粘连/固化
- 手术操作;
- 腹部钝伤;
- 炎症,如阑尾炎。

整骨学治疗适应证

由于腹膜分布于整个腹腔空间,并且从形态学上与所有腹膜内位、几乎所有腹膜后位和腹膜外位器官相连,因此治疗适应证非常多。

此外,由于它也属于“中央腱”系统,腹膜中的筋膜反应也可能是由位于更上方或更下方的功能障碍所致。

精准的整骨学分析及对人体形态学的全面了解,导致每个病例都可能存在适宜的适应证。

整骨学治疗禁忌证

急性腹膜炎症

急性腹膜炎症可能是局部器官炎症(如阑尾炎)的并发症,也可能是广泛性炎症,如阑尾穿孔。

腹膜炎症状见“腹膜炎”。

临床应用注意事项

如第17章(见166页)所述,腹膜在胚胎学上与中央腱相连,它支持身体构建代偿模式以释放受压结构。在临床应用中,腹膜壁层是特别重要的,它类似于一个完全充气的气球,分布于腹壁四周。它能够通过各个侧面传递筋膜张力。在某些情况下身体主要利用前侧腹膜壁层,例如剖宫产瘢痕必须受到保护时;在其他情况下起源于横膈的筋膜张力通过后侧腹膜向下传导。在本章中有两个突出特征值得注意:

　　1.后侧腹膜壁层延伸深入至小骨盆,经过直肠和子宫,与中央腱最尾端部分 Delbet 层连接(见第 38 页)。

　　2.前侧腹膜的隆起可以通过胚胎学和出生后退化为韧带解释。这里我们所涉及的是脐内侧韧带和脐外侧韧带(它们是脐动脉遗留)及脐正中韧带。脐正中韧带从膀胱尖延续至脐;另外两组韧带起于小骨盆深面,经膀胱左/右侧,最后到达脐。从脐开始,由脐静脉闭塞遗留构成的肝圆韧带上行并构成了肝镰状韧带的下缘;肝镰状韧带结束于横膈处并转变为肝冠状韧带。这样,从横膈到小骨盆的前侧连续结构就清晰了。

　　应当指出腹膜直接或通过其他筋膜与所有腹膜内位、腹膜后位和腹膜外器官相连。腹膜作为中央腱的一部分,通过筋膜收缩对存在于器官的功能障碍做出反应,并以此方式来保护器官(见第 7 页)。由于腹膜连接所有腹部器官,检测到腹膜异常张力十分常见。

　　另一方面,腹膜高张力也可能源于腹膜本身,其作为中央腱的一部分,被传导至其他器官,从而导致这些器官的整骨学功能障碍。

　　因此,详细检查器官和腹膜张力是必不可少的,以此来确定是治疗器官还是中央腱。

整骨学测试和治疗

Barral 能动性测试和治疗

起始位置

　　患者仰卧位,双腿伸展。治疗师站在患者一侧。

操作步骤

　　双手放于患者腹部向后按压,直至到达腹膜触诊准确平面(图 11.2)。(准确平面:当感觉到器官时表明进入过深,稍微离开腹部直至刚刚感觉不到器官时,例如肠襻)

测试序列

　　一手作为固定端,另一手作为移动端;用移动手拉伸固定手周围的腹膜。依次并行比较,评估张力与对拉力敏感性的局部差异性。以此操作方式覆盖整个腹部,

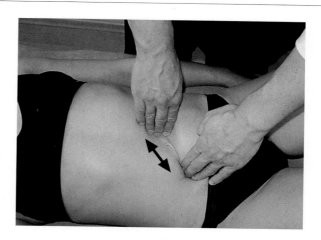

图 11.2

检查整个前侧腹膜;然后可以进行固定手和移动手的转换。

治疗

　　局部张力或敏感性增高区域可以直接(通过拉伸组织)或间接(通过将组织缩短)处理;可以进行固定手的转换,或者双手均作为移动手。

变式

　　也可以选择坐位作为起始位置。

Barral 运动试验及治疗

起始位置

　　患者仰卧位,双腿伸展,治疗师站于患者身侧。

操作步骤

　　双手位于正中线左右,手指分开,无压力放于腹部(图 11.3)。如果没有功能障碍/失调,可以觉察到双手的旋后运动。

测试序列

　　感知原动性运动并评估吸气相和呼气相运动的幅度和方向,以及整体运动节律。如果原动性运动在一个或两个相位出现障碍,患者就需要进行治疗。

治疗

　　原动性运动是通过跟随未受损运动来间接治疗的,在这个运动的终点停留几个循环,然后跟随受损运动到达新的终点。

　　也可以尝试在其活动范围增加自由移动(促进)。随后检查受损运动方向是否得到改善。

　　重复这个动作数次,直到原动性的节奏、方向和幅度恢复正常。

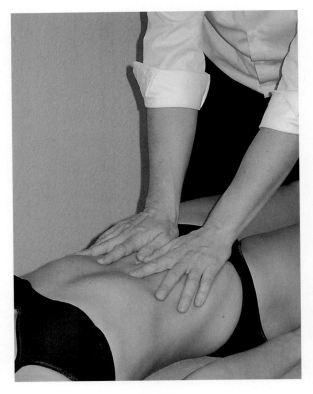

图 11.3

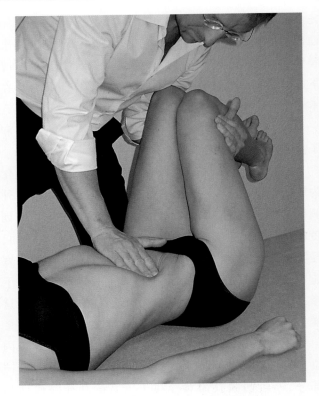

图 11.4

局部倾听测试

起始位置

患者仰卧位,双腿伸展。治疗师站在患者一侧。

操作步骤

一只手放于肚脐上方腹部,向后施加足够压力直至到达准确触诊平面(见上文)。感知筋膜运动并跟随之,手被拉向张力增加位置(诊断区域);而后可以再次将手放在此诊断区域以进一步鉴别准确位置:当到达张力最高位置区域时将感觉不到任何筋膜运动,这个区域是需要治疗的区域。

Barral 腹膜长杠杆间接松弛技术

起始位置

患者仰卧位,双腿伸展。治疗师站于患者一侧。

操作步骤

头侧手固定患者腹膜,尾侧手保持双腿膝关节屈曲并引导其运动,以此方式拉伸固定腹膜区域(图11.4)。

拉伸可以持续或动态进行。

变式

以坐位为起始位置,尾侧手固定于患者某一腹膜区域;患者双手交叉置于颈后;用头侧手握住患者肘部,引导患者躯干伸展与旋转,直至拉伸到被固定的腹膜区域。

Barral 通用释放技术

起始位置

患者仰卧位,双腿屈曲。治疗师站于患者一侧。

操作步骤

双手交叉,钳夹住整个腹壁,包括腹膜,并小心翼翼地向前拉伸所有结构(图11.5)。此方式可在脊柱序列产生提拉感;保持提拉力 1 分钟。也可以将这种钳夹和操作的方式应用于个别腹膜区域。

此技术非常有效,但使用必须小心翼翼,否则会使患者非常疼痛。

变式(图11.6)

可以选择"膝肘位"作为起始位置,这样有利于更好地放松腹壁。钳夹应以安全的方式应用和实施。

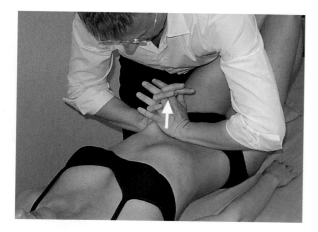

图 11.5

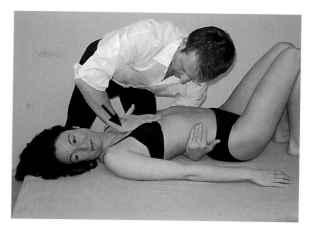

图 11.7

Rousse 腹膜下部松弛

起始位置

患者仰卧位,双腿屈曲。治疗师站于患者一侧。

操作步骤

头侧手放置如图 11.7 所示;尾侧手放于耻骨上方(图 11.8)。

呼气时头侧手向下向后施压,尾侧手向上推;患者吸气时保持所达到的位置,然后在患者下一次呼气时再次施压。重复这个过程 3~4 次后,在患者再次吸气开始时突然释放压力。

也可以把尾侧手放在髂骨翼内侧,松动方向为向上向内。

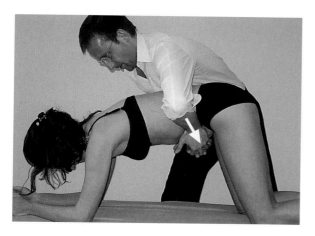

图 11.6

Rousse 后腹膜松弛

起始位置

患者仰卧位,双腿伸展。治疗师站在患者一侧。

操作步骤

将头侧手放于患者胸骨下 1/3 处,前臂放在患者胸骨上;尾侧手从患者后侧腰椎序列高度抱住患者腹部,这样尾侧手就位于患者对侧腹部侧面,上臂位于患者同侧腹部侧面(图 11.7)。

头侧手臂向下向后施压,同时尾侧手臂的手和上臂相对加压。操作动作与呼吸相结合:在呼气时施加压力;吸气时保持所达到压力;重复此过程 3~4 次后,在患者再次吸气开始时突然释放压力。

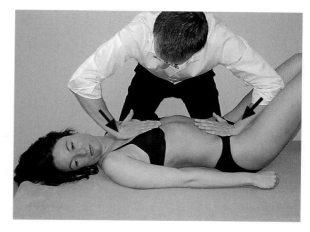

图 11.8

第 12 章

空肠和回肠

解剖学

概述

空肠/回肠全长 5~6m，其中 2/5 为空肠，3/5 为回肠。这部分小肠从十二指肠空肠曲开始，结束于回盲瓣，肠道下行为盲肠。

位置

小肠排列成 15~16 个肠襻，空肠襻较水平，回肠襻较垂直。此外，空肠多位于脐周，回肠可见于右下腹部。整体而言，空肠和回肠更多位于左侧：小肠襻覆盖降结肠，而升结肠并未被其覆盖。

肠系膜根部 (图 12.1)

肠系膜根部长 12~15cm，宽 18mm；其从十二指肠

空肠曲延伸至回盲瓣，并呈对角线越过 L2~L5。

在 L3~L4 水平，肠系膜上静脉进入肠系膜；在 L4~L5 之间，肠系膜根部经过右侧输尿管。阑尾系膜源于肠系膜并延续为阑尾-卵巢韧带。肠系膜根部末端经过睾丸/卵巢静脉。

局部解剖关系

前上方

- 横结肠；
- 横结肠系膜；
- 大网膜；
- 前侧腹壁。

后方

- 后侧腹膜壁层；
- 肾脏；

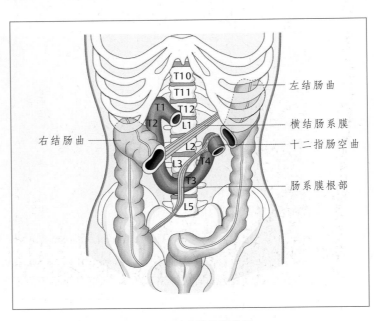

图 12.1　肠系膜根部位置。

- 输尿管；
- 主动脉；
- 下腔静脉；
- 髂总静脉；
- 十二指肠；
- 降结肠和升结肠。

下方

- 膀胱；
- 子宫；
- 直肠。

侧方

- 升结肠；
- 腹壁；
- 盲肠；
- 乙状结肠。

附着和悬挂结构

- 器官压力；
- 膨胀压；
- 肠系膜根部。

循环系统

动脉

肠系膜上动脉。

静脉

门静脉。

淋巴引流

沿着血管至肠系膜上淋巴结。

神经支配

- 交感神经系统源于 T10~T12，经内脏小神经至肠系膜上神经节；
- 迷走神经。

器官时钟

最大时间：13：00~15：00。

最小时间：1：00~3：00。

器官-牙齿关联

基本信息见第 32 页

- 下颌两侧智齿。

Barral 运动生理学

能动性

横膈对小肠所在区域只有很小的影响。然而，我们可以从悬挂类型推断出大量运动一定发生在空肠和回肠。这是混合糊状食物和推进食糜(蠕动)所必需的内在运动。

原动性

在呼气相，整个小肠束呈顺时针旋转;在吸气相，其回返相反方向。

生理学

微观管壁结构

在肠道部分,我们可以观察到整个消化道(食管到直肠)的典型管壁结构。

结构分层

- 黏膜层；
- 黏膜下层；
- 肌层；
- 动脉外膜；
- 浆膜。

黏膜层

- 上皮细胞；
- 固有黏膜层(网状结缔组织)；
- 黏膜肌层(平滑肌)。

肠道内表面摸起来像天鹅绒一样光滑。这是由于肠道内表面有高 0.5~1mm 的绒毛,这些绒毛以均匀间隔紧密排列在一起。在这些绒毛基底部,我们可以看到肠道的管状黏液分泌腺(肠腺窝),它们从绒毛基底部深入到更深处。

通过绒毛、腺窝及绒毛上皮细胞的膜外翻(纤毛缘、微绒毛),肠道内的表面积增加数倍:肠道内的内表面积几乎达到外层表面积的两倍($4m^2$)。

绒毛是吸收部位,而腺窝是重建和分泌部位。各种各样的食物颗粒被极大扩展的绒毛表面所吸收,而腺窝细胞则促进肠道上皮细胞再生并分泌黏液, 这些黏液覆盖肠道的内表面。

黏膜下层

黏膜下层由结缔组织组成,包括:

- 麦斯纳神经丛(黏膜下神经丛)支配平滑肌和腺体;
- 黏膜循环系统;
- 派尔集合淋巴结(远端淋巴滤泡数量增加)。

黏膜和黏膜下层形成肠道环状襞(克尔克林瓣即环状皱襞),肉眼可见,用于扩大表面积和减少所需长度。

肌层

肌层由平滑肌细胞组成的内环肌层和外纵肌层组成。蠕动和食糜混合运动起源于这些肌肉。

在内环与外纵肌层之间的结缔组织层中,我们发现了奥尔巴赫神经丛(肌间神经丛),为两肌层提供自主经支配。

动脉外膜

动脉外膜是一层结缔组织,在小肠不被腹膜覆盖的区域非常明显。在空肠和回肠区域,这一层膜非常薄,称为浆膜下层。

浆膜

浆膜是内脏腹膜。

空肠与回肠的肠壁结构差异

空肠

在空肠近端,克尔克林瓣和绒毛非常致密,纤毛缘含有大量的酶,大多数碳水化合物、脂肪和蛋白质的吸收过程发生在空肠前 100 cm。在回肠远端,克尔克林瓣的数量和高度均有下降,但淋巴滤泡增多。

回肠

回肠远端克尔克林瓣完全消失;但我们发现了大量的派尔集合淋巴结,这涉及免疫防御机制。

空肠和回肠的吸收过程(图12.2和图12.3)

肠道的这两部分是消化和吸收脂肪、碳水化合物、蛋白质、维生素、无机盐和水的主要部位。小肠产生的消化酶部分位于管腔侧的纤毛缘;另一些则在上皮细胞的细胞质中扩散,在细胞死亡后才被释放出来,需要 2~3 天,才能参与调节此生理过程。

每天身体从小肠吸收 8~9 L 水和 50~100 g 电解质,但只有 1.5 L 水来自食物,其他部分作为消化道分泌液从肠道排出。

碳水化合物的消化

唾液和胰腺中的 α-淀粉酶将淀粉分解成低聚糖。它们和食物中的双糖一起,被纤毛缘的酶进一步分解为单糖,并以这种形式被黏膜吸收。

脂肪的消化

在胆盐的作用下,唾液和胰腺中的脂酶将食物中的甘油三酯分解成甘油单酯和游离脂肪酸。胆盐与脂肪消化产物和脂溶性维生素的产物结合,形成胶粒。胶粒附着在小肠上皮细胞上,介导脂肪消化产物进入黏膜吸收。胆盐进入回肠末端的肠-肝循环。

蛋白质的消化

酸性胃液使食物中的蛋白质变性,它破坏了蛋白质的三维结构。之后胃液中的胃蛋白酶将这些蛋白质

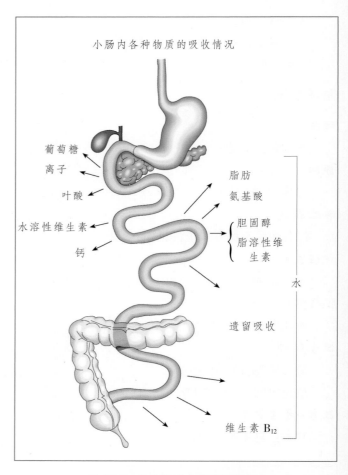

图 12.2　各食物成分的吸收部位。

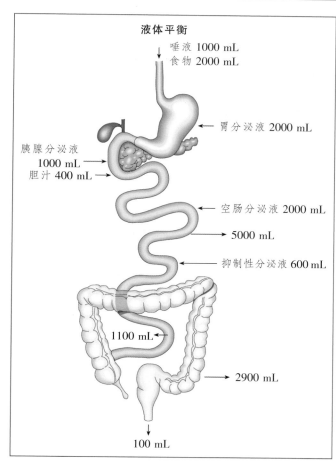

液体平衡

唾液 1000 mL
食物 2000 mL

胃分泌液 2000 mL

胰腺分泌液
1000 mL
胆汁 400 mL

空肠分泌液 2000 mL

5000 mL

抑制性分泌液 600 mL

1100 mL

2900 mL

100 mL

图 12.3　液体平衡。

分解为中长肽和短肽。胰酶(胰蛋白酶和胰凝乳蛋白酶)进一步将蛋白质裂解为寡肽，然后被纤毛缘的酶分解为氨基酸、二肽或三肽，并被小肠黏膜吸收。

病理学

需要医学阐明的症状

- 血便；
- 持续 5 天以上的腹泻；
- 腹膜炎症。

克罗恩病

定义

克罗恩病是肠壁慢性炎症，可以累及所有壁层。炎症最常见于回肠末端和结肠，但也有可能累及整个胃肠道。

病因

克罗恩病的病因尚不明确；存在家族性聚集。

临床

以下症状周期性出现，并与炎症活动过程密切相关。

- 不正常的腹部疼痛；
- 每天 3~6 次软便，晚上也如此；
- 体重下降；
- 发热；
- 红细胞沉降率升高；
- 肛周瘘是克罗恩病的前兆；
- 最常见的并发症：
  - 瘘；
  - 脓肿；
  - 狭窄。

克罗恩病可出现类似急性阑尾炎的症状。

乳糜泻/腹泻

定义

对谷物中的麸质(谷蛋白)过敏，导致绒毛萎缩和吸收不良。

病因

麸质不耐受。

临床

- 粪便重量增加，每天排便 1~4 次，脂肪泻；
- 乳糖不耐受；
- 吸收不良，缺乏微量元素和维生素，生长受阻，不能健康成长，例如：
  - 软骨病；
  - 手足抽搐；
  - 出血倾向；
  - 头发和皮肤营养不良；
  - 蛋白质缺乏性水肿；
  - 体重不足。

整骨学实践

主要症状

- 脐周疼痛和痉挛；
- 血便。

典型功能障碍

- 粘连/固化；
- 下垂症；
- 肌痉挛。

相关结构性功能障碍

- T10~L2

非典型症状

以下症状可以通过整骨链来解释，也可以通过患者病史来解释（关于整骨链的解释，请参阅第 5 章 37 页的"非典型症状"）：

- 餐后 3~4 小时，肚脐以下有令人不安的拉扯感；
- 穿紧身裤或腰带过紧时有不适感；
- 长时间站立后腰痛；
- 呼吸困难，尤其是在长时间站立后呼气困难；
- 可见下垂症，常伴有颈胸交界处活动性不足（"老妇驼背征"）；
- 体型瘦长患者更容易出现小肠问题（下垂）。

整骨学治疗适应证

粘连/固化

腹部任何外科手术干预后都可能出现粘连/固化的状况。小肠襻可能相互黏附，也可能黏附于其他器官，或可能个别肠襻与前腹壁粘连在一起。

粘连/固化的另一原因可能是炎症性疾病：克罗恩病、急性肠胃炎和阑尾炎的某些病理过程，在应用整骨治疗之前疾病愈合过程必须已完成。

在左下腹部沿肠系膜根部可观察到由于重力所导致的整个小肠束下垂。同样地，如果小骨盆有适当空间（如子宫切除术后），小肠襻也可以进入小骨盆。

阻塞可能是小肠下垂的原因。例如，复发性憩室炎在左下腹可能形成粘连/固化，导致结缔组织向左下拉动肠襻。

空肠和回肠下垂的其他原因包括：

- 外科手术瘢痕；
- 子宫后倾；
- 下腹部器官切除术；
- 分娩；
- 孕期的结缔组织松弛；

- 年龄相关性组织张力减少；
- 体型瘦长。

整骨学治疗禁忌证

- 急性炎症；
- 发热；
- 新鲜瘢痕；
- 血便；
- 腹膜炎症。

临床应用注意事项

整个胃肠道存在的神经细胞超过脊髓，主要是这部分神经系统自我调控的发生并不为意识所感知：在正常状态下，我们不会感知任何的胃/肠蠕动，即使存在腹部持续性运动，我们也很难主动发现。

尽管肠道在微不可察的状态下工作，但我们与我们的"腹部大脑"仍有着特殊的关联。许多患者主诉为这一事实提供了证据，例如：

- "他什么都能吃。"
- "这让我反胃。"
- "我心里七上八下的。"
- "我相信我的直觉。"
- "这真让我恶心！"

这些与胃肠道相关的情绪表达诠释了这样一个事实，即胃/肠道紊乱是非常痛苦和令人窒息的。通常情况下，我们会感觉到比真正威胁生命的疾病状态更难受，比如心脏病发作，在经过几天恢复期后，尽管患者仍然处于死亡危险中，但却会感到几乎完全康复。

故此，我们与我们的腹部及内部结构存在着某种特殊关联。在考试前，我们的肠道或者胃时常会失调，激惹性结肠和肠易激是这类疾病的专业表述。由此可知，我们的身体也可以利用这种关系将心理压力状态转移到躯体表现领域。

虽然如此，肠道还是一个免疫防御器官。在回肠，我们发现大量淋巴细胞聚集在阑尾形成密集的淋巴滤泡，因此它也被称为"肠道扁桃体"。派尔集合淋巴结具有重要的免疫功能。我们的食物中含有大量的蛋白质分子，这些蛋白质分子也可能成为抗原。此外，我们会自然地从食物中摄取大量的致病生物体，这些致病生物体可以在这里被拦截。

一方面肠道是一个免疫防御器官，另一方面我们与腹部存在某种特殊的心理关联。这两方面同时发生可产生的结果是免疫紊乱,许多患者肠道中出现免疫紊乱,导致对多种食物过敏。这些高变应原期并不是持久性的,而与生活压力阶段有关。压力释放后,高变应原期就消失了。

整骨学测试和治疗

Barral 肠襻仰卧位测试和治疗

起始位置

患者仰卧位,双腿屈曲。治疗师站于患者一侧。

操作步骤

双手置于患者肚脐水平高度后沉入腹部并触诊小肠襻,测试其张力(肌痉挛)和敏感度差异。以这种方式触诊肠襻所在的整个区域:脐周、外侧(尤其是左侧)及整个下腹部区域。

治疗

对敏感性或张力增升的肠襻进行拉伸、抑制,或相对相互轻轻挤压、转动、滑动,直至张力恢复正常或疼痛减轻(图12.4)。

Barral 坐位或站立位小肠下垂测试

起始位置

患者坐位或站立位。治疗师站在患者身前或身后。

操作步骤

用双手将患者整个小肠束尽可能地向上提升,然后突然释放让其回落(图12.5)。

评估

如果让其回落的动作令患者疼痛难忍,或使患者出现典型疼痛,这是累及空肠/回肠的指征。

Barral 侧卧位肠系膜根部测试与治疗

起始位置

患者左侧卧位,双腿屈曲。治疗师站在患者身后。

操作步骤

双手彼此并置,自小肠襻外侧、降结肠内侧深入腹部。肠襻此时位于手掌之上,向后向内触诊;深入至从左上到右下倾斜走行的肠系膜根部(图12.6)。然后进行肠系膜根部全长触诊以区分张力和敏感度的差异,从而将其向患者右肩的方向拉伸。

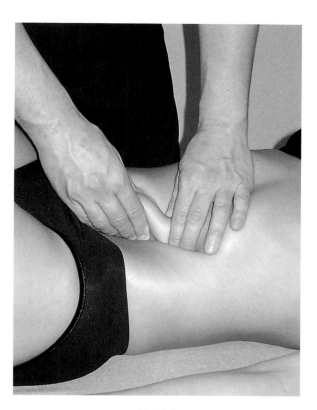

图 12.4

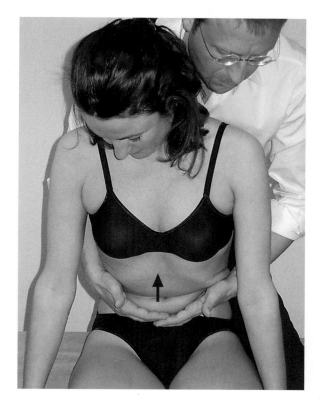

图 12.5

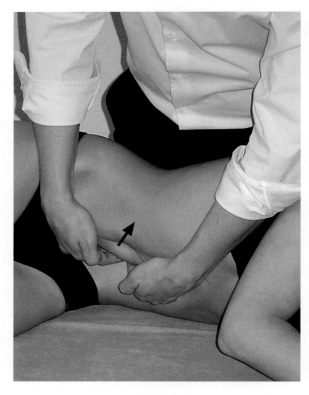

图 12.6

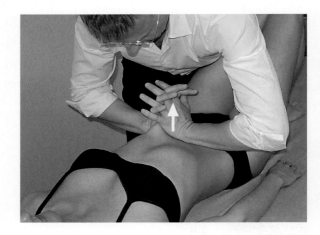

图 12.7

治疗

如果测试到张力或敏感性的差异，要向患者右肩方向拉伸肠系膜根部，持续用力，直到症状明显减轻或完全消失。可以对全长或者某一节段进行处理。

变式

回盲瓣周围区域也可以这样处理：感受肠系膜根部走行，以相同起始位置，从盲肠内侧深入腹部。双手彼此靠近，手指后方为肠襻。一旦从右侧到达肠系膜根部，向左髂骨翼方向进行松动。

回盲瓣周围区域非常敏感，我们需要格外小心。

Barral 仰卧位腹膜和肠襻通用释放技术

起始位置

患者仰卧位，双腿屈曲。治疗师站在患者身侧。

操作步骤

双手交叉钳夹整个腹壁，包括腹膜，小心地向上拉伸所有结构（图 12.7）。以此方式可在脊柱序列产生提拉感，保持提拉力 1 分钟。也可以将这种钳夹方式应用于个别腹膜区域。

这种技术对于粘连/固化非常有效，但是必须小心使用，否则会给患者带来剧烈的疼痛感。

如果钳夹稍微向后深入腹部，也可能会夹住部分

小肠襻。

因此向前提拉的结构也可以包含肠系膜根部。

变式

"膝肘位"可作为另一种起始姿势选择，这样有利于更好地放松腹壁。钳夹的应用和执行方式相同（图 12.8）。

肠束下垂的治疗

起始位置

患者左侧卧位，双腿屈曲。治疗师站在患者身后。

操作步骤

双手握住患者整个肠束，向患者右肩方向松动，可以持续或间歇性拉动（图 12.9）。

此技术的目的并不是让下垂的肠束回到原位置，而是为它在新的滑动表面提供最大可能的自由活动度。

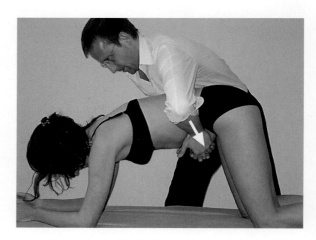

图 12.8

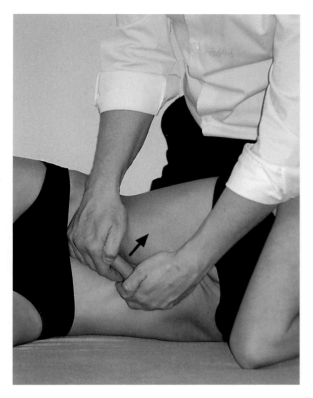

图 12.9

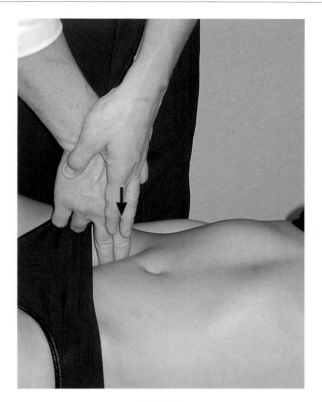

图 12.10

变式

选择其他体位作为起始位置也是可以的，如进行自我松动时，仰卧位抬高骨盆就特别适合。

Barral 回盲瓣的治疗

起始位置

患者仰卧位，双腿伸展。治疗师站在患者右侧。

操作步骤

确定回盲瓣所在位置必须先确定其在腹壁的大概投射区域。为此从右髂前上棘（ASIS）到肚脐画一条线段分成三份，将手指放置于线段外侧至中间 1/3 区间的腹壁上（图 12.10）。之后慢慢向后沉入腹部，应缓慢深入，给浅表结构以足够时间，使筋膜放松。

当触诊到足够深度会找到一个灵活的、大约榛子大小的实体结构、大小为 0.5~1cm 的点。在大多数情况下，回盲瓣对触诊很敏感。

现在可以在反射点上进行小的旋转操作，施予振动或抑制技术，直到张力或敏感性明显降低。

Barral 原动性测试和治疗

起始位置

患者仰卧位，双腿伸展。治疗师站在患者右侧。

操作步骤

将头侧手无压力置于正中线左侧水平小肠襻区域，指尖指向左侧；尾侧手同样无压力置于正中线右侧垂直肠襻区域，指尖指向头端（图 12.11）。

测试序列

原动性运动测试：呼气期整个小肠束顺时针旋转，吸气期向相反方向转动。评估原动性运动在吸气期和呼气期的幅度和方向，以及整个运动的节律。如果原动性运动的一个或两个相位出现了障碍，患者需要治疗。

治疗

原动性运动是通过跟随未受损运动来间接治疗的，在这个运动的终点停留几个循环，然后跟随受损运动到达新的终点。

也可以尝试扩大其自由活动范围（促进）。随后检查受损运动方向是否得到改善。

重复此操作数次，直到原动性运动的节律、方向和

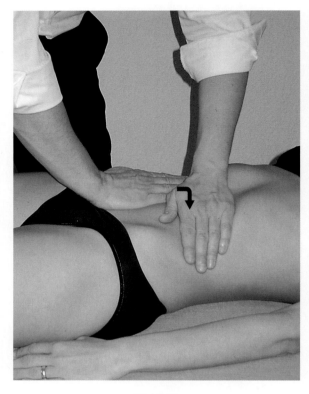

图 12.11

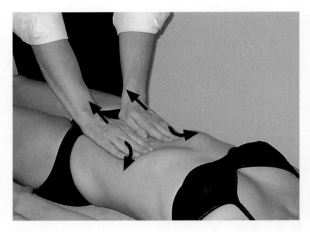

图 12.12

幅度恢复正常。

Finet-Williame 筋膜治疗

起始位置

患者仰卧位,双腿伸展。治疗师站在患者右侧。

操作步骤

双手放于患者腹部,一只手放于正中线右侧,另一只手放于正中线左侧,指尖指向头端;双手向后施加足够压力到达相应筋膜平面。

治疗

吸气相双手同时向下拉,指尖向外转动(右手顺时针,左手逆时针)。呼气相保持所达到的位置。重复此操作直至到达筋膜运动的末端。在下一个呼气相释放拉力。

重复整个治疗过程 4~5 次。

Kuchera 循环系统技术

动脉刺激技术

- 通过脊柱序列操作刺激肠系膜上动脉;
- 横膈技术。

静脉刺激技术

- 肝泵;
- 肝十二指肠韧带拉伸;
- 横膈技术。

淋巴刺激技术

- 胸部和腹部淋巴引流;
- 横膈技术。

自主神经协调技术

交感神经系统

交感神经干 T10~T12 刺激技术:

- 提肋技术;
- 抑制椎旁肌;
- 振动技术;
- 徒手操作技术;
- Maitland 技术;
- 肠系膜上神经节刺激技术;
- 横隔技术。

副交感神经系统

迷走神经刺激技术:

- 颅骶治疗;
- 喉部技术;
- 胸廓技术(回弹技术);
- 横隔技术。

Chapman 反射点治疗

位置

前侧

第 8 至第 9、第 9 至第 10 和第 10 至第 11 肋间隙,肋软骨附近(双侧)。

后侧

T8~T9、T9~T10 和 T10~T11 横突间隙，棘突与横突尖端连线的中点(双侧)。

治疗原则

触及反射点。为达到治疗目的,轻轻地把手指放在反射点上,仅轻微施加压力。反射点通常是非常敏感的,因此必须谨慎操作。

手指保持在反射点上,轻轻旋转进行治疗。

先治疗前侧点,然后是后侧点。持续治疗,直到反射点的敏感性正常化或反射点恢复一致性。

最后,再次检查前侧反射点。如果没有觉察到任何改变,有可能是器官病理改变太严重而不能在短期内被反射所影响,或者存在必须首先治疗的其他功能障碍。

给患者的建议

- 减少工业加工碳水化合物的摄入;
- 最好选择富含纤维的食物;
- 蛋白质丰富的食物(肉类、奶酪)应尽量避免在晚上吃。

肠束下垂的自我治疗

倾斜仰卧,头在下方,进行肠束自我松动。

第 13 章

结肠

解剖学

概述

长度：约 1.5m。

直径：

- 升结肠 7~8cm；
- 横结肠 5cm；
- 降结肠 3~5cm；
- 乙状结肠 3~5cm。

重要转角：

- 肝曲（右结肠曲）；
- 脾曲（左结肠曲）；

- 回盲瓣；
- 乙状结肠角。

结肠特征：

- 没有绒毛和黏膜皱褶，只有腺窝；
- 半月襞（环行肌收缩增厚，不连续）；
- 结肠袋（肠道非收缩部分）；
- 结肠带（强壮的纵行肌束，从阑尾至乙状结肠的连续性肌层）；
- 肠脂垂（充满脂肪的小浆膜袋）。

位置（图13.1）

盲肠

- 腹膜内位；

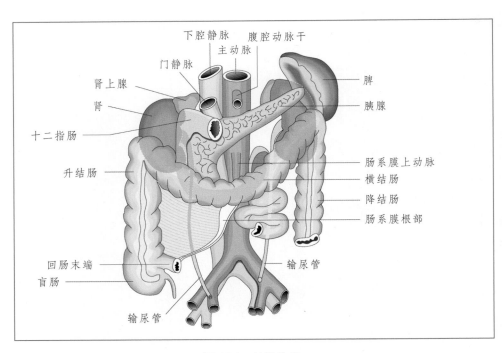

图 13.1 结肠位置。

- 沿下–内–前方向斜行,结束于右髂窝;
- 大约 7cm;
- 回盲瓣位于左侧(盲肠上部略后)。

阑尾

- 长 5~10cm;
- 位置可变性大;
- 躯干壁投射:约麦克伯尼点(麦氏点)上 2cm。

升结肠

- 腹膜后位;
- 上行路径:沿右外侧区略后方上行。

结肠右曲

- 角度为 70°~80°;
- 转角开口方向沿矢状面向前向下向内;
- 躯干壁投射:右侧第 10 肋前方。

横结肠

- 腹膜内位;
- 左侧端比右侧端高;
- 具有向后的凹弧形态;
- 位置具有可变性。通常可在两条水平线之间找到横结肠——一条水平线穿过第九肋软骨,另一条水平线穿过肚脐——但它也可能延伸至小骨盆。

结肠左曲

- 相比结肠右曲,具有更大灵活性;
- 角度为 50°;
- 转角开口方向沿矢状面向前向内;
- 投射:左侧第 8 肋前方。

降结肠

- 腹膜后位;
- 位于升结肠更后方的左外侧区域。

乙状结肠

- 腹膜内位;
- 从髂窝后方沿左侧腰肌外缘下行,在腹股沟韧带前方 3~4cm 越过腰肌,进入小骨盆,结束于 S3 直肠处;
- 中间部分直径可达 15cm;
- 乙状结肠盆腔部分可因膀胱、直肠、自身充盈状态或子宫向上移位。

直肠近端

腹膜后位

直肠远端

腹膜外位

局部解剖关系

盲肠

- 腹壁;
- 后腹膜;
- 髂筋膜;
- 髂肌;
- 髂外动/静脉包膜;
- 腹股沟韧带;
- 腰大肌;
- 股外侧皮神经;
- 股神经;
- 生殖股神经;
- 小肠襻。

阑尾

- 右卵巢;
- 或可与膀胱、直肠和子宫接触。

升结肠

- 髂窝;
- 被腹膜覆盖;
- 右肾;
- Toldt 筋膜;
- 肋下神经;
- 髂腹下神经;
- 髂腹股沟神经;
- 腰方肌腱膜,肾筋膜,髂筋膜;
- 前外侧腹壁;
- 横膈;
- 小肠襻;
- 十二指肠(降部);
- 肝脏;
- 第 11 肋。

结肠右曲

- 肝脏;
- 十二指肠(降部);
- 横膈;
- 右肾;
- 右侧膈结肠韧带。

横结肠

- 肝脏;

- 胆囊；
- 经大网膜间接连接腹壁；
- 胃大弯。

横结肠系膜

- 胰腺；
- 十二指肠；
- 空肠；
- 左肾；
- 脾脏。

结肠左曲

- 胃大弯；
- 脾脏；
- 左侧膈结肠韧带；
- 横膈；
- 外侧腹壁；
- 第 8、9 肋。

降结肠

- 被腹膜覆盖；
- 左肾；
- 小肠襻；
- Toldt 筋膜；
- 后腹壁；
- 肋下神经；
- 髂腹下神经；
- 腹股沟神经；

- 第 10、11 肋。

乙状结肠

- 髂窝；
- Toldt 筋膜；
- 髂肌；
- 小肠襻；
- 股外侧皮肤神经；
- 直肠；
- 子宫；
- 左侧卵巢和输卵管。

乙状结肠系膜

- 左输尿管；
- 左睾丸/卵巢血管；
- 髂外静脉。

附着和悬挂结构(图13.2和图13.3)

- 膨胀压；
- 器官压力。

盲肠

- 后腹膜(上部)；
- 肠系膜(下部)。

升结肠

- 腹膜；
- Toldt 筋膜。

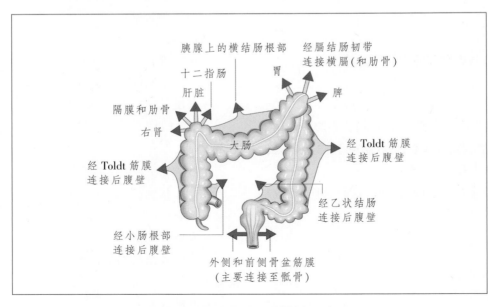

图 13.2　结肠的附着和悬挂结构示意图。

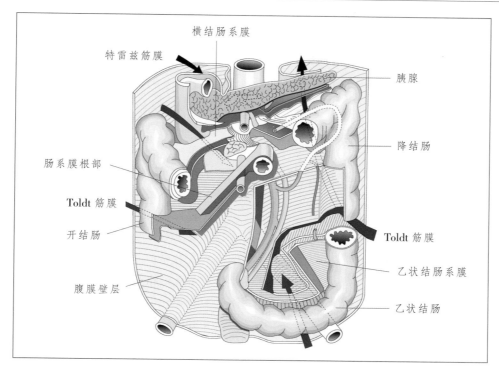

图 13.3 结肠肠系膜附着结构。

结肠右曲

- 腹膜；
- 膈结肠韧带；
- 肝结肠韧带（经结肠右曲从肝至右肾）；
- 胆囊十二指肠韧带（肝十二指肠韧带的延伸）。

横结肠

- 横结肠系膜；
- 大网膜（止于膈结肠韧带）；
- 胃结肠韧带（大网膜的一部分）：由于此韧带，横结肠右侧的活动性相对更大。

结肠左曲

膈结肠韧带。

降结肠

Toldt 筋膜。

乙状结肠

乙状结肠系膜。

循环系统

动脉

- 肠系膜上动脉；
- 肠系膜下动脉。

静脉

门静脉。

淋巴引流

- 肠系膜上淋巴结；
- 腹腔淋巴结；
- 腰淋巴结；
- 肠系膜下淋巴结；
- 左腰淋巴干。

神经支配

- 交感神经系统源于 T10~L2 经大、小内脏神经；
- T0~T11 经肠系膜上神经节；
- T12~L2 经肠系膜下神经节；
- 副交感神经系统；
- 迷走神经（止于肠系膜上神经节）。

骶部副交感神经支配源于 S2~S4 经：

- 盆腔内脏神经–下腹下神经丛–下腹下神经；
- 上腹下神经丛–肠系膜下神经丛。

器官时钟

最大时间：5:00~7:00。

最小时间：17:00~19:00。

器官-牙齿关联

基本信息见第 32 页。

- 右下颌第一颗白齿,与右侧结肠相关联;
- 左下颌第一颗白齿,与左侧结肠相关联;
- 左上颌第一颗后牙,与左侧结肠相关联;
- 右上颌第一颗后牙,与右侧结肠相关联。

Barral 运动生理学

能动性

最大运动发生在结肠曲和横结肠。

横膈是结肠曲运动的推动力:在额状面,横膈侧面的运动比中心区域的运动更大——结肠曲向下和向内运动(正常吸气大约下移 3cm,最大吸气时下移可达 10cm)。

在矢状面,结肠曲向前移动。

在额状面,横结肠也向下移动,因此存在如下规律:横结肠越充盈位置越高。

原动性

结肠的每一部分在其体壁附着处完成一个横向运动(Toldt 筋膜、肠系膜)。这将导致在额状面结肠向内向外移动或上下凹弧形变(横结肠)。

同样结肠的每一部分会围绕结肠纵轴发生旋转。

生理学

食糜中的水和电解质在结肠被吸收,粪便被浓缩成形。

此外,粪便可在乙状结肠和直肠储存数天。

病理学

需要医学阐明的症状

- 阑尾炎样征在右/在左(憩室炎);
- 血便;
- 排便改变(超过 3 周)。

阑尾炎

定义

阑尾炎是阑尾的急性炎症,存在急腹症。

病因

病因尚不清楚。

临床

- 疼痛开始于上腹部,有时似乎为结肠,并在数小时内转移至右下腹;
- 直肠-腋窝温度差大于 0.5℃,温度大约为 38℃;
- 麦氏点和兰兹点疼痛;
- 反跳痛;
- 布隆伯格征(轻划交叉反跳痛);
- 结肠充气征(逆向压迫结肠);
- 右侧腰肌试验阳性;
- 道格拉斯窝压痛。

溃疡性结肠炎

定义

大肠黏膜的慢性炎症伴有溃疡。炎症局限于黏膜和黏膜下层,从直肠近端开始扩散。

病因

原因尚不清楚。可能的原因包括感染、饮食、心理和免疫因素。

家族聚集性发生。

临床

- 血性/黏液性腹泻(参考症状);
- 疾病突然性发作,间隔期无症状;
- 根据疾病严重程度,发作可表现为发热、腹部痉挛和明确的恶心感。

肠易激综合征

定义

肠易激综合征为肠道功能性疾病。

病因

心理诱因。

患者表现为以下特征:

- 拉伸反射痛阈降低;
- 乙状结肠肌活动增加;
- 食物通过肠道时间改变;
- 胃气体反流增加。

临床

- 羊粪或铅笔样粪便；
- 大便有黏液(无血)；
- 早晨腹泻(起初硬便,继而软便,之后为稀便)；
- 多变性腹痛,多在左侧；
- 无过敏证据的食物耐受不良；
- 自主神经症状(头痛、失眠、排尿困难)；
- 过分焦虑；
- 痛经；
- 恐癌症；
- 休假期间症状改善。

憩室炎

定义

憩室炎是在粪石所致的压力下坏死后憩室存在的炎症(黏膜及黏膜下层形成的囊,穿过固有层)。

病因

憩室的形成是由于乙状结肠内的巨大压差所致,存在结缔组织薄弱点和慢性便秘。

临床

- "左侧阑尾炎"；
- 发热；
- 左下腹不适,有压痛和肌性抵抗。

结肠直肠癌

定义

结直肠癌位于肺癌之后,被认为是人类第二常见的癌症。

病因

- 腺瘤(大肠息肉)；
- 高蛋白和高脂肪饮食；
- 超重；
- 缺乏膳食纤维；
- 家族聚集性；
- 全结肠溃疡性结肠炎。

临床

- 血便(潜血性或可见性)；
- 排便习惯改变(超过 3 周)；
- 肠梗阻征；
- 体重下降；
- 发热；

- 贫血。

整骨学实践

主要症状

- 阑尾炎样症状在右侧和左侧；
- 排便异常(在便秘与腹泻之间交替)；
- 血便。

典型功能障碍

- 粘连/固化；
- 肠痉挛与肠道通过问题。

相关结构性功能障碍

- 腰骶交界部；
- 髂骶关节。

非典型症状

以下症状可以通过整骨链来解释，也可以通过患者病史来解释(关于整骨链的解释,请参阅第 5 章 37 页的"非典型症状")：

- 腹部有沉重感或痉挛；
- 胃肠胀气；
- 俯卧不适。

相比其他专家,Barral 还列出了以下器官特异性症状：

- 舌苔和口臭；
- 傍晚容易疲劳或疲劳易失眠；
- 进食后 3~4 小时,眼睛疼痛和对光敏感；
- 早晨腿部沉重感；
- 呼吸浅。

整骨学治疗适应证

- 肱骨–肩胛周围炎；
- 便秘；
- 复发性髂骶关节疼痛；
- 复发性腰骶交界部运动障碍；
- 肠易激综合征(易激惹性结肠)。

整骨学治疗禁忌证

- 炎症；
- 肿瘤；
- 新的瘢痕。

整骨学测试和治疗

Barral 盲肠松弛

起始位置

患者仰卧位，双腿屈曲。治疗师站在患者右侧。

向内侧移动性

测试序列

双手在患者髂肌上向内滑动至右侧回肠后方。将盲肠向内斜向左肩移动，以测试其外侧附着结构（图 13.4）。关注疼痛和异常张力的变化。

治疗

按照测试所描述的方式进行治疗。可以施加持续性拉力、振动或回弹技术以提高能动性。

向外侧移动性

测试序列

双手置于患者腹壁盲肠内侧，向后沉入腹部；将盲肠向外斜向右髋移动（图 13.5）。此操作测试的是其内侧附着结构，关注疼痛和异常张力的变化。

治疗

按照测试所描述的方式进行治疗。可以施加持续性拉力、振动或回弹技术以提高能动性。

向上移动性

测试序列

双手置于腹壁盲肠尾端，向后沉入腹部；将盲肠向上向斜向右肩移动以测试其下方附着结构（图 13.6）。关注疼痛和异常张力的变化。

变式

此三种技术也可以在其他起始位置进行：

- 侧卧面朝左；
- 膝肘位。

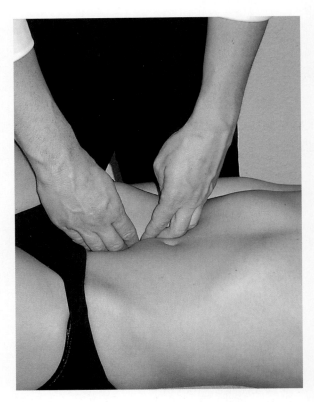

图 13.4　　　　　　　　　　　　　　　　图 13.5

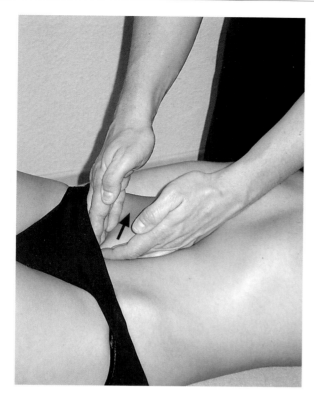

图 13.6

Barral 盲肠结合腿部杠杆联合治疗

起始位置

患者仰卧位,双腿屈曲。治疗师站在患者左侧。

操作步骤

头侧手在位于患者髂肌上深度,滑动至盲肠外侧,向上向内向肚脐方向施加拉力;尾侧手握住膝关节控制腿部(图 13.7)。

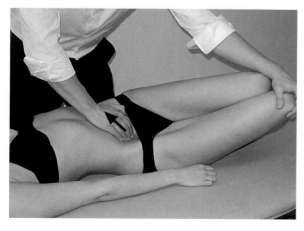

图 13.7

治疗

头侧手固定盲肠,尾侧手将双腿向右转动并向下接近治疗床。可以保持这个姿势或节律性松动。

此技术也适用于升结肠。

Barral 乙状结肠松弛

起始位置

患者仰卧位,双腿屈曲。治疗师站在患者左侧。

向内侧移动性

测试序列

双手在患者髂肌上向内滑动至左侧回肠后方;将乙状结肠向内斜向肚脐方向移动以测试其外侧附着结构(图 13.8)。关注疼痛和异常张力的变化。

治疗

按照测试所描述的方式进行治疗。可以施加持续性拉力、振动或回弹技术以提高能动性。

向外侧移动性

测试序列

双手置于患者腹壁乙状结肠内侧,向后沉入腹部,将乙状结肠向外斜向左髋移动(图 13.9)。此操作测试的是其内侧附着结构。关注疼痛和异常张力的变化。

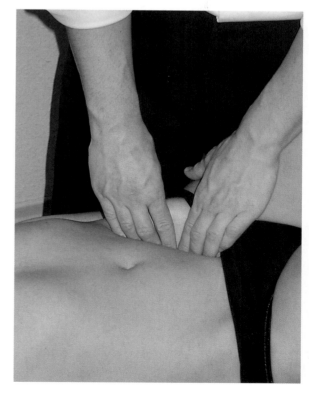

图 13.8

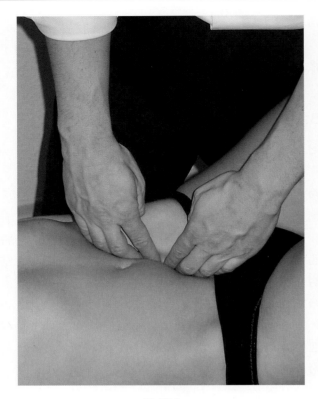

图 13.9

治疗

　　按照测试所描述的方式进行治疗。可以施加持续性拉力、振动或回弹技术以提高能动性。

变式

　　此三种技术也可以在其他起始位置进行：

- 侧卧面朝右；
- 膝肘位。

乙状结肠系膜的治疗

起始位置

　　患者仰卧位，双腿屈曲。治疗师站在患者左侧。

结肠系膜斜行部分的治疗

操作步骤

　　尾侧手置于患者髂窝区域乙状结肠内侧的大片腹壁上，头侧手置于左侧腹部沿肚脐与髋关节连线自肚脐下行 2~3cm 处（图 13.10）。

治疗

　　双手向后沉入腹部，使乙状结肠系膜位于双手之间。双手同时拉伸：尾侧手斜向左髋，头侧手斜向肚脐。

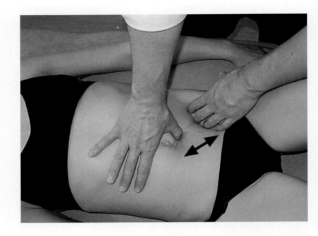

图 13.10

结肠系膜垂直部分的治疗

操作步骤

　　尾侧手置于患者正中线左侧乙状结肠内侧的大片腹壁上，头侧手置于腹部正中线左侧肚脐下约 2~3 cm 处（图 13.11）。

治疗

　　双手向后沉入腹部，乙状结肠系膜位于双手之间。双手同时拉伸：尾侧手垂直向下，头侧手垂直向上。

Barral 乙状结肠结合腿部杠杆联合治疗

起始位置

　　患者仰卧位，双腿屈曲。治疗师站在患者右侧。

操作步骤

　　头侧手沉入患者髂肌之上深度乙状结肠外侧，并向内上向肚脐方向移动，尾侧手握住膝关节控制腿部（图 13.12）。

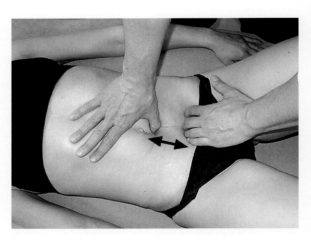

图 13.11

治疗

头侧手固定乙状结肠,尾侧手将腿部向左转动并向下接近治疗床。可以保持这个姿势或节律性松动。

同样也可以把此技术应用于降结肠。

Barral 升结肠松弛

起始位置

患者侧卧位面向左,双腿屈曲。治疗师站在患者身后。

操作步骤

双手拇指沉入患者腹部至升结肠后面, 其他手指沉入升结肠与小肠之间, 此时双手就将升结肠握在手中了(图 13.13)。

测试序列

将结肠向内向肚脐方向移动, 然后允许其顺应性回弹。关注疼痛和异常张力的变化。

在升结肠的不同位置重复此测试。

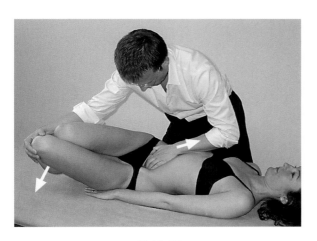

图 13.12

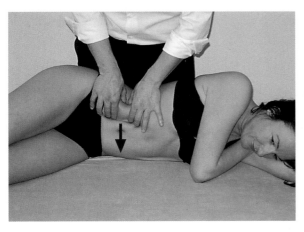

图 13.13

治疗

上述测试可以作为治疗应用。节律性松弛升结肠活动性减少的部分, 或在双手向内向肚脐移动结肠的运动末端保持姿势并施予小的回弹技术。

此技术可以应用于降结肠, 只是需要注意这部分大肠位于更靠后的位置。

Barral 升结肠纵向拉伸

起始位置

患者侧卧位面向左。治疗师站在患者身后。

操作步骤

头侧手进入患者右肋弓下, 手指指向患者结肠右曲方向, 向后向上向外滑动;尾侧手在患者髂峰高度沉入腹部,向后在升结肠的起始部分固定结肠(图13.14)。

治疗

头侧手向后向上向外松动, 尾侧手向下松动, 如此就可以进行升结肠的纵向拉伸。

此技术也可用于降结肠——将尾侧手置于降结肠下部。

Barral 托尔特筋膜的治疗

起始位置

患者侧卧位面向左,双腿微屈。治疗师站在患者身后。

操作步骤

双手手指深入腹部进入结肠后侧面, 位于结肠与侧腹壁之间(图 13.15)。

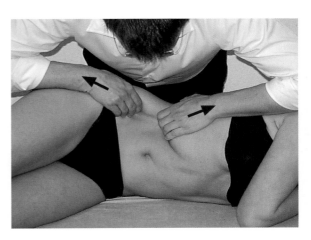

图 13.14

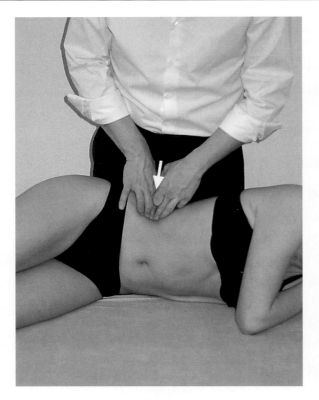

图 13.15

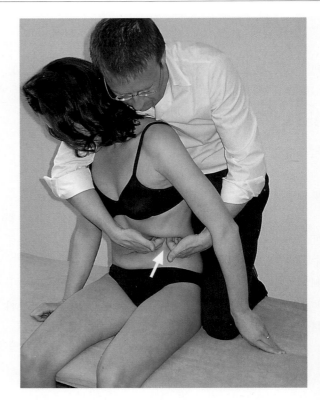

图 13.16

应用恒定压力按压技术、振动技术、回弹技术或摩擦技术来松弛筋膜。

此技术也可用于降结肠。

Barral结肠曲的测试和治疗

起始位置

患者坐位,脊柱后凸。治疗师站在患者身后。

操作步骤

右手越过患者右肩,左臂从患者左侧腋下穿过,将双手手指放在患者肋弓下更外侧的腹壁上,引导患者进入脊柱后凸位,手指深深沉入腹部(图 3.16)。为了更容易地触诊结肠曲,引导患者向脊柱同侧侧屈和向对侧旋转。

手指向后向上向外移动,评估结肠曲和右或左膈结肠韧带的疼痛及异常张力状况。

治疗

通过间断性促进向对侧侧屈和手指向上向外施加压力实现拉伸治疗膈结肠韧带。

通过向后向上向外进行拉伸治疗结肠曲。

回弹技术、摩擦技术或振动技术是结肠曲治疗的其他可选技术。

Barral 双侧结肠曲拉伸

起始位置

患者坐位。治疗师站在患者身后。

操作步骤

双手在患者肋弓下缘尽可能向后向上向外向结肠曲方向深入,并且每一侧结肠曲分别用一只手固定(图 13.17)。

治疗

引导患者脊柱微微伸展并将患者拉向治疗师。通过这种方式,结肠曲处的向外侧拉伸会增加。 保持此姿势,并通过双手向后向上向外增加更大的拉力。

此技术对横结肠也具有松弛作用。

Barral 结肠曲矢状面松弛

起始位置

患者侧卧位。治疗师站在患者身后。

操作步骤

头侧手置于患者腋窝线后方的下部肋骨上,尾侧手置于患者肋弓下缘腋窝线略前方(图 13.18)。

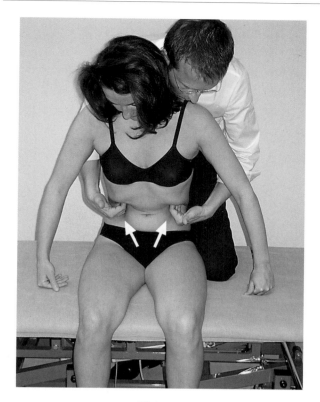

图 13.17

治疗

　　尾侧手在患者结肠曲附近向前内侧松弛结肠,头侧手将患者肋弓向后上移动。

Barral 原动性治疗

起始位置

　　患者仰卧位。治疗师站在患者右侧。

操作步骤

　　左手手指置于患者升结肠(鱼际区位于盲肠之上),

　　右手手指置于患者降结肠(鱼际区位于乙状结肠之上)(图 13.19)。

测试序列

　　测试原动性运动:在呼气相,结肠顺时针旋转,盲肠和乙状结肠向上向内移动;在吸气相,其运动方向相反。

　　评估原动性运动在吸气相和呼气相的幅度和方向,以及整体动作的节律。如果原动性运动在一个或两个相位出现障碍,那么患者需要治疗。

治疗

　　原动性运动是通过跟随未受损运动来间接治疗的,在这个运动的终点停留几个循环,然后跟随受损运动到达新的终点。

　　也可以尝试扩大其自由活动范围(促进)。随后检查受损运动方向是否得到改善。

　　重复此操作数次,直到原动性运动的节律、方向和幅度恢复正常。

Finet–Williame 筋膜治疗

盲肠和升结肠

起始位置

　　患者仰卧位。治疗师站在患者右侧。

操作步骤

　　右手置于患者盲肠之上,指尖指向内上肚脐方向;左手尽量靠近患者肋弓并握住腹侧面,指尖指向后方,将升结肠握在手中(图 13.20)。

治疗

　　在吸气相,双手向下拉;右手指尖向外旋转,同时左手向内施压。

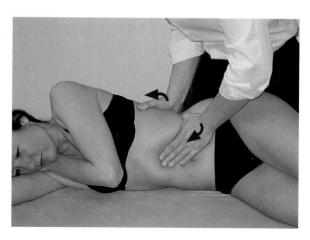

图 13.18

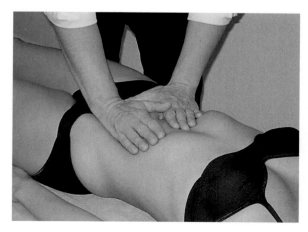

图 13.19

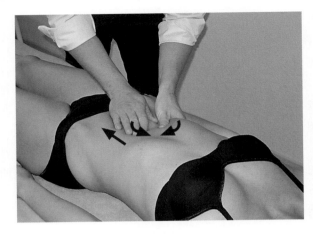

图 13.20

在呼气相,保持已到达的位置。重复这个过程,直至到达筋膜运动的终点。在下一次呼气时释放拉力。

重复整个治疗过程 4~5 次。

升结肠、结肠右曲和横结肠右侧部分

起始位置

患者仰卧位。治疗师站在患者左侧。

操作步骤

左手尽量靠近患者肋弓并握住腹侧面,指尖指向后方,将升结肠握在手中;右手平放于患者腹部,指尖触及右肋弓缘,手指指向右肩(图 13.21)。

治疗

在吸气相,双手同时向下拉并顺时针旋转。以此方式将结肠右曲向左下拉动。

在呼气相保持已到达的位置。重复这个过程,直至到达筋膜运动的终点。在下一次呼气时释放拉力。

重复整个治疗过程 4~5 次。

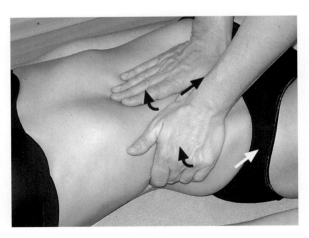

图 13.21

降结肠和乙状结肠

起始位置

患者仰卧位;治疗师站在患者左侧。

操作步骤

手的放置和治疗方法与"盲肠和升结肠"相似,只是需要把其转移应用到另一侧。

横结肠左侧部分、结肠左曲和降结肠

起始位置

患者仰卧位。治疗师站在患者右侧。

操作步骤

手的放置与"升结肠、结肠右曲和横结肠右侧部分"相似,只是需要把其转移应用于另一侧。

治疗

在吸气相,双手向下拉,此外右手逆时针旋转,左手顺时针旋转。以此方式将结肠左曲向下松动。

在呼气相。保持已到达的位置。重复这个过程,直至到达筋膜运动的终点。在下一次呼气时释放拉力。

重复整个治疗过程 3~4 次。

Kuchera 循环系统治疗技术

动脉刺激技术
- 通过脊柱序列操作刺激肠系膜上/下动脉;
- 横膈技术。

静脉刺激技术
- 肝泵;
- 肝十二指肠韧带拉伸;
- 横膈技术。

淋巴刺激技术
- 胸部和腹部的淋巴引流;
- 横膈技术。

自主神经协调技术

交感神经系统

交感神经干 T10~L2 刺激技术:
- 提肋技术;
- 抑制椎旁肌;
- 振动技术;
- 徒手操作技术;
- Maitland 技术;
- 肠系膜上、下神经节刺激技术;
- 横膈技术。

副交感神经系统

迷走神经刺激技术：

- 颅骶治疗；
- 喉部技术；
- 胸廓技术（回弹技术）；
- 横膈技术。

S2~S4 节段刺激技术：

- 骶髂关节技术；
- 坐骨直肠窝技术；
- 盆底治疗。

Chapman 反射点治疗

阑尾系膜反射点位置

前侧

第 12 肋上缘，靠近肋骨尖端；仅在右侧。

后侧

第 11 肋间隙内侧缘。

直肠反射点位置

前侧

从小转子下行（两侧）

后侧

骶髂关节骶骨与髂骨相连的下端（两侧）

结肠反射点位置

前侧

大腿前外侧从大转子至髌骨上方约 3 cm 处，宽

2.5~5cm 的条形区域（两侧）。

右侧

就诊断而言，上 1/5 代表盲肠，紧邻的 3/5 代表升结肠，下 1/5 代表横结肠。

左侧

下 1/5 代表横结肠，紧邻的 3/5 代表降结肠，上 1/5 代表乙状结肠。

后侧

L2~L4 横突尖端与髂嵴之间的三角形区域（两侧）。

治疗原则

触及反射点。为达到治疗目的，轻轻地把手指放在反射点上，仅轻微施加压力。反射点通常是非常敏感的，因此必须谨慎操作。

手指保持在反射点上，轻轻旋转进行治疗。

先治疗前侧点，然后是后侧点。持续治疗，直到反射点的敏感性正常化或反射点恢复一致性。

最后，再次检查前侧反射点。如果没有觉察到任何改变，有可能是器官病理改变太严重而不能在短期内被反射所影响，或者是存在必须首先治疗的其他功能障碍。

给患者的建议

- 晚上只吃清淡食物；
- 食用富含膳食纤维的食物；
- 用橄榄油、柠檬或香草刺激肝脏和胰腺。

第**14**章

肾脏

解剖学

概述

肾脏长 12cm,宽 7cm,厚 3cm。

位置(图14.1)

后部

左肾:

上极:T11。

肾盂:L1。

下极:L3。

右肾比左肾低 1~1.5cm。

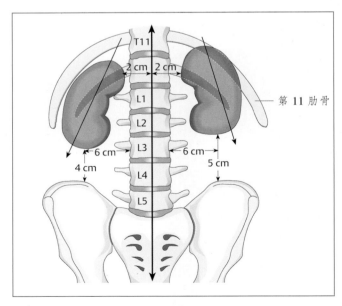

图 14.1 肾脏的位置。

前部

左肾:

上极:第 9 肋。

下极:肚脐上方 1~2cm。

右肾:

上极:第 9 肋。

下极:肚脐水平。

肾轴从内上到外下,略微呈对角线走行。

肾筋膜

肾筋膜由前叶和后叶组成,两叶在肾的上外侧融合。这个"筋膜囊"的底部是开放的。

两肾的筋膜在脊柱前方 T12~L1 处融合。

肾后筋膜层

其覆盖腰方肌和腰大肌, 并固定于脊柱的前侧面和外侧面(腰大肌和膈肌的内侧)。

肾前筋膜层

其位于腹膜和 Toldt 筋膜附近。在左侧,其与大片区域的筋膜相连接,覆盖了肾脏、肾门和椎前大血管。

两个叶包裹肾上腺并向上方融合,附着于横膈膜。

在肾筋膜层内侧和肾脏周围,我们发现了脂肪囊,这种情况从 10 岁左右就开始存在了。

局部解剖学关系

后部

- 横膈和腰肌拱廊;
- 胸膜(在肋膈隐窝凹至 L1 水平构成间接连接);
- 第 12 肋,左侧为第 11 肋;
- 大腰肌及其筋膜;
- 腰方肌和腹横肌;

- 肋下神经,髂腹下神经,髂腹股沟神经;
- 格林费尔特(Grynfeltt)三角。

前部

右肾(图 14.2):

- 肝脏;
- 肝十二指肠韧带;
- 结肠右曲;
- 横结肠系膜;
- 十二指肠,降部;
- 升结肠。

左肾(图 14.3):

- 脾脏;
- 胃;
- 胰腺;
- 十二指肠空肠曲;
- 空肠;
- 结肠左曲(固定性强于右侧)。

肾上腺位于两肾脏的上方。

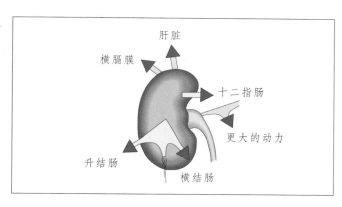

图 14.2　右肾的局部关联。

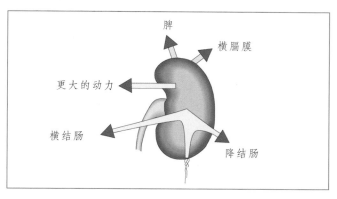

图 14.3　左肾的局部关联。

附着和悬挂结构

- 膨胀压;
- 其他器官的压力和腹部肌张力;
- 脂肪囊;
- 肾门血管及输尿管(制动功能);
- 呼吸过程中胸腔吸引效应与腹部肌张力。

循环系统

动脉

肾动脉(起源于主动脉,大约位于肠系膜上动脉下方 1cm。左侧比右侧短)。

静脉

肾静脉(左侧静脉长于右侧静脉,止于下腔静脉)。

淋巴引流

- 淋巴结;
- 腰淋巴干;
- 胸导管。

神经支配

- 交感神经系统源于 T10~L1,经内脏小神经、内脏最小神经、腰内脏神经第 1 与第 2 神经支至腹腔神经丛、主动脉肾神经节、肾神经丛和肾后神经节;
- 迷走神经(经腹腔神经丛);
- 骶副交感神经部分(S2~S4),经上腹下神经丛至肾丛。

器官时钟

最大时间:17:00~19:00。

最小时间:5:00~7:00。

器官-牙齿关联

基本信息见第 32 页。

- 双侧下颌第二切牙;
- 双侧上颌第一门牙。

Barral 运动生理学

肾脏的运动由 3 个因素决定:

1.肾筋膜向底部向内侧开放。

2.肾门血管对肾脏的牵拉。

3.腰肌是肾脏的滑轨。

能动性

肾脏运动的"发动机"是横膈。在吸气过程(20 000 次/天,600 米/天),肾脏向下移动 3~4cm。

肾脏上极在吸气相被推向前方(腰肌滑轨)。此外,肾脏会向下向外移动并向外旋转。

原动性

在吸气相,我们检测到肾脏从内上向外下的运动,此运动与外旋转相关("风挡雨刷")。在呼气相时,肾脏则向相反的方向运动。

生理学

肾脏的功能

- 调节体液和电解质;
- 调节酸−碱平衡;
- 通过尿液排出代谢物质(尿素、肌酐、尿酸等);
- 排出外源性物质(药物);
- 调节血压(肾素−血管紧张素−醛固酮系统);
- 激素产物(促红细胞生成素、肾素、骨化三醇、前列腺素);
- 肽类激素降解。

病理学

需要医学阐明的症状

- 肾区叩诊疼痛;
- 血尿。

肾结石

定义

肾结石是在肾脏和输尿管的泌尿系结石。

病因

尿液中存在过多的形成泌尿系结石的物质。

危险因素包括:

- 缺乏躯体活动;
- 水供应不足;
- 家族遗传因素;

- 药物治疗(使用钙、维生素 C 和 D);
- 痛风;
- 糖尿病;
- 肾脏疾病;
- 甲状旁腺功能亢进。

临床

结石不阻塞尿道引起收缩则无症状。

结石阻塞尿道时引发:

- 绞痛和血尿;
- 恶心;
- 呕吐;
- 腹部疼痛;
- 侧腹性腰痛;
- 疼痛放射至生殖器和大腿内侧。

急性肾盂肾炎

定义

急性肾盂肾炎是由病原微生物所致的上尿路感染。

病因

高致病性病原微生物与防御能力减弱时易引发急性肾盂肾炎。

诱发因素包括:

- 尿路狭窄;
- 膀胱输尿管反流;
- 神经源性膀胱;
- 泌尿系结石;
- 糖尿病;
- 免疫抑制治疗。

临床

- 肾区叩诊引起疼痛;
- 侧腹性腰痛;
- 头疼;
- 出汗;
- 恶心;
- 呕吐;
- 体温>38.5℃。

肾病综合征

定义

肾病综合征的症状表现复杂,包括:

- 肾结石;

- 蛋白尿；

- 低蛋白血症；

- 泌尿系蛋白异常血症；

- 高脂蛋白血症；

- 水肿。

病因

在肾病综合征中我们发现预先存在的原发性或继发性肾小球疾病，例如：

- 链球菌感染后肾小球肾炎；

- 急性肾小球肾炎；

- 系统性疾病，如红斑狼疮。

临床

- 显微镜血尿；

- 水肿；

- 高渗性尿液。

肾细胞癌

定义

肾细胞癌是肾脏最常见的恶性肿瘤，多数起源于肾小管细胞。

病因

近端肾小管上皮细胞恶变。

临床

- 血尿；

- ESR 升高；

- 可触及明显的腹部肿块；

- 高渗性尿液；

- 体重下降；

- 贫血；

- 间歇热；

- 早期阶段无症状。

整骨学实践

主要症状

- 肾区叩诊疼痛；
- 血尿。

典型功能障碍

- 肾脏下垂；

- 粘连/固化。

Barral 肾脏下垂理论

病因

- 先天性肾脏下垂至小骨盆；

- 体弱；

- 外伤(尾骨跌倒性损伤、振动)；

- 快速和大重量减肥；

- 抑郁症；

- 器官膨胀效应随年龄增长而缩小；

- 分娩后肾脏下垂；

- 分娩过程中下方的吸力与上方的压力；

- 韧带松弛。

右肾下垂

右肾又称"消化肾"，如此命名是因为消化道系统对右肾有着重大的影响，参见第 126 页"临床应用注意事项"。

肝脏和升结肠是影响右肾下垂的主要因素。

右肾下垂比左肾下垂更常见，是因为：

- 肝脏向下压力增大；

- 右侧 Toldt 筋膜较弱；

- 结肠左曲固定更牢固；

- 脊柱侧弯在腰椎序列(LSC)将右肾带至前方，从而致使来自肝脏的压力增加。

左肾下垂

左肾又被称为"生殖器肾脏"，如此命名是因为卵巢/睾丸静脉对左肾有着重大的影响，参见第 126 页"临床应用注意事项"。

症状包括：

- 精索静脉曲张；

- 左侧性痛经；

- 性欲减退；

- 阳痿。

左侧卵巢/睾丸静脉汇入左肾静脉，右侧卵巢/睾丸静脉直接进入下腔静脉。

肾脏下垂分级

1 级

- 向下脱垂；

● 激惹肋下神经。

症状包括：

● 下部肋区弥漫性疼痛；

● 下部肋区锐痛，向肚脐方向放射，干扰呼吸。

2 级

● 肾脏加剧向下外侧移动，向外旋转且肾脏下极向前移动（腰肌作为滑轨）；

● 激惹生殖股神经、股外侧皮神经、髂腹股沟神经和髂腹下神经。

症状包括：与受激惹神经支配的区域相对应，患者可在腹股沟区、髋外侧区、大腿外侧、大腿内侧或外生殖器区出现疼痛。

3 级

● 肾脏下极向内向下脱垂并向内旋转（由血管网和输尿管的拉力引起）；

● 向内旋转比向外旋转耐受性好，不再将腰肌作为滑道；

● 激惹股神经。

症状：膝关节疼痛（膝关节屈曲疼痛加剧）。

相关结构性功能障碍

● T11~T12 和 T10~L1 肋椎关节；

● L1~L2（自主神经反射所致）；

● 尾骨；

● 回肠功能障碍。

非典型症状

与其他专家不同，Barral 还列出了器官的如下特异性症状（关于整骨链的解释，请参阅第 5 章 37 页的"非典型症状"）：

● 多尿且清晨或夜间特别口渴；

● 腹部不适伴呼吸困难；

● 膈肌下疼痛或小骨盆疼痛；

● LSC 疼痛，起床后很快会消失；

● 白天 LSC 疼痛是由"压力"所致，如咳嗽、打喷嚏、久坐或久站、腰带过紧；

● 牙龈炎、口疮病、口腔炎；

● 皮肤干燥；

● 患者习惯屈曲身体，捂住胃部或下肋部后方；

● 在打喷嚏或咳嗽时，患者受累侧的髋关节会屈曲，以代偿增加的压力。

整骨学治疗适应证

● 肾下垂；

● 粘连/固化。

整骨学治疗禁忌证

● 急性炎症；

● 血尿；

● 癌症；

● 囊性肾。

临床应用注意事项

肾脏是身体过滤器官。为了完成这项功能性任务，肾脏具有巨大的代偿能力：即便 75% 的过滤能力失效，它却对身体没有任何影响。我们知道，一个人只有一个肾脏也可以活得很好，但即使仅存一个肾脏，也要在功能丧失 50% 以上才可被定义为肾功能不全。这种巨大的代偿能力意味着肾脏可以很好地代偿各种干扰因素。这一事实也可用于整骨学功能障碍。在作者看来，肾脏作为引发症状的主要原因是罕见的，更多可能是其对另一个器官做出的反应，这当然也会引发体壁症状，但肾脏本身的功能不会受损。

我们举例来说明此点。体壁症状很可能是由肾脏的整骨学功能障碍所引发的，可以用腰丛的三根神经来解释，这三根神经位于肾脏后面的腰大肌之上。它们分别是肋下神经、髂腹下神经和髂腹股沟神经。特征性疼痛——肾绞痛，可以用肾脏充血激惹这些神经来解释。这同样适用于整骨学的功能障碍。无论是滑动承载性紊乱还是整骨学意义上的循环系统障碍干扰肾脏，三根腰丛神经受到激惹，从而导致腹股沟或转子外侧区域疼痛。这很容易与髋关节骨性关节炎或转子滑囊炎混淆。在整骨学领域，我们也多会说肾脏充血导致神经受压。这里需要特别指出的是，我们要处理的并不是充血肾脏本身。在这种整骨学障碍中，肾脏自身功能并没有受损。

什么因素会引发这种功能障碍？

右肾也被称为消化肾，是因为消化系统的各种器官会激惹右肾。在这里首先要提到的器官是肝脏，它位于右肾上方。如果肝脏充血，那么会将增加的压力向后传递到肾脏，肾脏随后在滑动承载中发生紊乱。

十二指肠上部与降部的过渡区位于肾盂。十二指肠这部分常因上部溃疡发生整骨学功能障碍。这种功能障碍会对肾脏及其循环产生继发性不利影响。

升结肠与肾脏下极相接触。

肠系膜根部在回盲瓣附近与输尿管交叉。结果是小肠下垂压迫输尿管，这反过来又会导致肾脏的充血。

左肾又称为生殖肾，如此命名说明主要性器官会影响肾脏，其原因是左侧卵巢静脉或睾丸静脉与肾静脉相通，而右侧卵巢静脉或睾丸静脉流入下腔静脉。因此，流入肾静脉血液的增加会导致左肾出现充血征象。

此外，结肠的一部分也会影响左肾，这种影响不应该被忽视。乙状结肠的肠系膜与输尿管、卵巢或睾丸静脉交叉。便秘、憩室炎和肠易激综合征是累及乙状结肠的三种常见疾病，会进一步导致肾脏出现继发性功能障碍。

这里所有提及的案例均是肾脏对另一个器官功能障碍做出反应。在右侧，影响肾脏的是消化道器官；在左侧是性器官和大肠。然而，从功能角度来看，肾脏具有巨大的代偿能力保护它不受损害。尽管如此，体壁症状仍可能发生，这可能导致我们将治疗重点放在肾脏本身，并将其视为首要原因。根据作者的经验，以上提及的其他器官更有可能是导致主诉的原因，所以我们应该先针对些器官进行治疗，之后再检查肾脏是否仍存在功能障碍。

整骨学测试和治疗

肾脏的能动性比其位置更重要。

Barral 肾脏触诊

起始位置

患者仰卧位，双腿屈曲。治疗师站在患者头部对侧。

右肾操作步骤

与右侧腹壁接触，大致在回盲瓣水平。小心地将小肠襻推到一侧，沿升结肠内侧向上滑动(图 14.4)。

大约在肚脐的高度，可以触及肾脏，它是光滑的实体结构(像一块肥皂)。

正常情况下，可触及肾脏前表面。在肾下垂或苗条人群中可触及肾下极。

左肾操作步骤

触及左侧腹壁，大致在肚脐与髂前上棘(ASIS)连线下 1/4 处，乙状结肠上方。小心地将小肠襻推到一

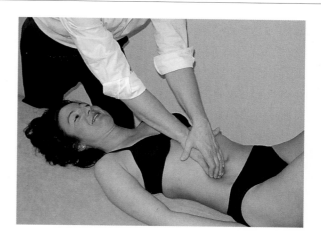

图 14.4

侧，沿降结肠内侧向上滑动。

前表面或下极在肚脐上方约 1 cm 处可触及肾脏前表面或肾下极。

在坐位也可以对患者进行这两种触诊。

右肾触诊变式

起始位置

患者仰卧位，双腿屈曲。治疗师站在患者一侧。

操作步骤

左手拇指小心地从患者侧面深入腹部到肚脐水平，而后拇指位于患者升结肠的内侧边缘，右手将大量肠管推向触诊的拇指，使得触诊区域的筋膜变得松弛。

可触及肾脏，呈实性结构。

左肾触诊变式

起始位置

患者仰卧位，双腿屈曲。治疗师站在患者一侧。

操作步骤

右手拇指小心地从患者侧面进入腹部，大约肚脐上方 1 cm 处，此时拇指位于降结肠内侧缘；左手将大量肠管推向触诊的拇指，使触诊区域的筋膜变得松弛(图 14.5)。

可触及肾脏，呈实性结构。

肾脏松弛

Barral 仰卧位松弛

起始位置

患者仰卧位，双腿屈曲。治疗师站在患者头部对侧。

操作步骤

如第 127 页所述触诊肾脏(图 14.6)。

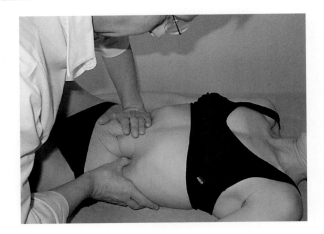

图 14.5

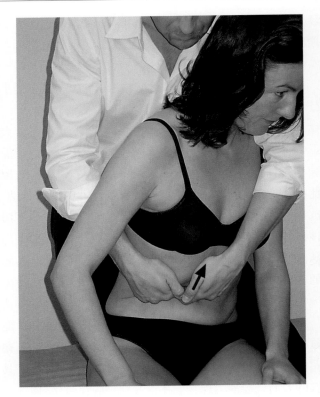

图 14.7

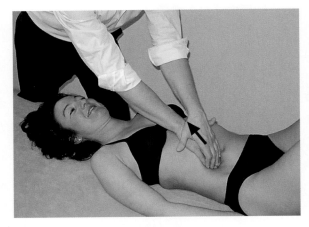

图 14.6

Barral 腰大肌辅助肾脏松弛

起始位置

患者倾仰卧位,双腿屈曲。治疗师站在治疗床头端。

操作步骤

找到肾脏的下极。患者屈曲同侧髋关节,握住患者腿部,同时触诊手沿内-上方向固定肾脏。

治疗

在呼气相,引导腿部伸展,牵伸腰肌,并通过转换固定端和移动端来松动肾脏(图 14.8)。

治疗

在呼气相,沿患者肾脏运动轴向内向上松动肾脏;在吸气相,保持所达到的位置。

重复治疗若干次。

Barral 坐位松弛

起始位置

患者坐位,脊柱后凸,治疗师站在患者身后。

操作步骤

站在患者身后,如上所述触及肾脏(图 14.7)。

治疗

在呼气相,沿患者肾脏运动轴向内向上松动肾脏;在吸气相,保持所达到的位置。

重复治疗若干次。

此外,通过促进躯干向对侧旋转,将肾脏带向前方,如此肾脏更容易触诊并且也更容易松动。

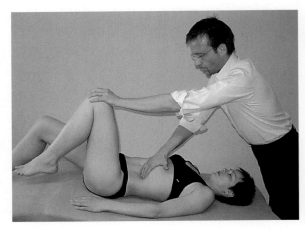

图 14.8

可以在腿部伸展过程结合髋外展或髋内收来额外
增加松动面。

Barral 腰大肌等长收缩释放松弛技术

起始位置

患者仰卧位,双腿屈曲。治疗师站在患者一侧。

操作步骤

将患者治疗侧大腿放于肩部;一只手触及肾下极,
另一只手从前方握住放于肩部的大腿(图 14.9)。髋关
节的屈曲过程会在腰肌产生张力。在呼气相,将肾脏沿
内向上方向松动。

此外,可以先要求患者等长收缩腰肌。在呼气与放
松阶段,再决定松动肾脏。

通过腰肌向心收缩,为肾脏创造向后向上运动的滑轨。

Barral 格林费特三角的治疗

起始位置

患者俯卧位,双腿伸展。治疗师站在患者一侧。

操作步骤

用一侧手的一或两个手指触诊第 12 肋后方,沿髂
嵴向下触诊(图 14.10)。在腹内斜肌内侧可以发现一个
由腹横肌腱膜形成的肌间隔室。肾脏就位于此间隔室

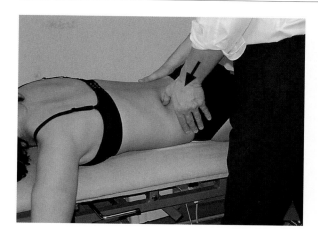

图 14.10

的前方,可以通过格林费特三角(图 14.11)进行肾脏的
治疗。将手指放在格林费特三角,向上推动以松动肾脏。

变式

可以把另一只手放在肾脏前方并为松动给予支持。

Barral 肾脏原动性检测和治疗

起始位置

患者仰卧位,双腿伸展。治疗师站在患者一侧。

操作步骤

将手轻放在肾脏上方,位于乙状结肠或盲肠内侧
的腹部,触诊手的前臂置于腹部(图 14.12)。

测试序列

测试原动性运动并评估吸气相和呼气相的运动幅
度与方向,以及整体运动节律。如果原动性运动在某一
相或两个相出现障碍,则需要对患者进行治疗。

治疗

原动性运动是通过跟随未受损运动来间接治疗

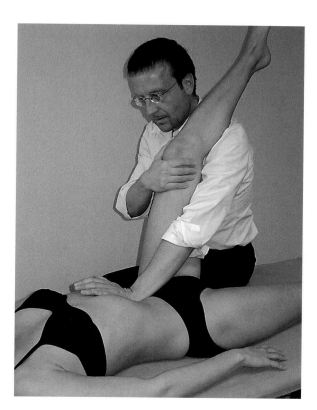

图 14.9

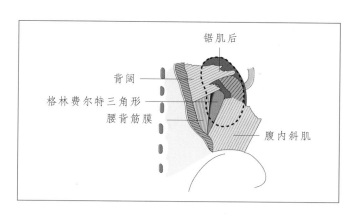

图 14.11 格林费特三角。

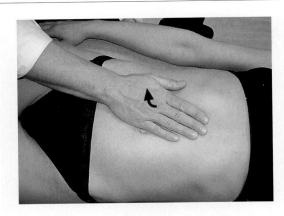

图 14.12

的,在这个运动的终点停留几个循环,然后跟随受损运动到达新的终点。

也可以尝试扩大其自由活动范围(促进)。随后检查受损运动方向是否得到改善。

重复此操作数次,直到原动性运动的节律、方向和幅度恢复正常。

Finet–Williame 筋膜治疗

起始位置

患者仰卧位,两腿伸展。治疗师站于患者一侧。

操作步骤

把前侧手放在患者肾脏在腹部的投影之上,手指指向内上方。后侧手置于患者躯干后壁相应高度,指尖指向脊柱(图 14.13)。用前侧手向后施加压力,直至到达相应筋膜平面。

治疗

吸气相,双手同时向下拉动;在呼气相,保持所达到的位置。重复此操作步骤直至到达筋膜运动的末端。

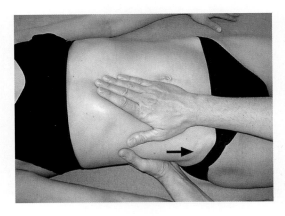

图 14.13

在下一个呼气相,释放拉力。

重复整个治疗过程 4~5 次。

Kuchera 循环系统治疗技术

动脉刺激技术
横膈技术。

静脉刺激技术
● 肝泵;
● 横膈技术。

淋巴刺激技术
● 胸部和腹部淋巴引流;
● 横膈技术。

自主神经协调技术

交感神经系统
交感神经干 T10~L1 刺激技术:
● 提肋技术;
● 抑制椎旁肌;
● 振动技术;
● 徒手操作技术;
● Maitland 技术;
● 主动脉肾神经节刺激技术(肠系膜上神经节技术);
● 横膈技术。

副交感神经系统
迷走神经刺激技术:
● 颅骶治疗;
● 喉部技术;
● 胸廓技术(回弹技术);
● 横膈技术。
S2~S4 节段刺激技术:
● 髂骶关节技术;
● 坐骨直肠窝技术;
● 盆底技术。

Chapman 反射点治疗

位置

前侧
脐上约 2.5 cm,正中线两侧约 2.5 cm 处。

后侧
T12~L1 横突间隙,棘突和横突尖端连线的中点(双侧)。

治疗原则

触及反射点。为达到治疗目的,轻轻地把手指放在反射点上,仅轻微施加压力。反射点通常是非常敏感的,因此必须谨慎操作。

手指保持在反射点上,轻轻旋转进行治疗。

先治疗前侧点,然后是后侧点。持续治疗,直到反射点的敏感性正常化或反射点恢复一致性。

最后,再次检查前侧反射点。如果没有觉察到任何改变,有可能是器官病理改变太严重而不能在短期内被反射所影响,或者是存在必须首先治疗的其他功能障碍。

给患者的建议

● 空腹,倾斜卧位,头在下,进行肾脏自我松动;

● 当肾脏固定松弛不稳定时,剧烈的咳嗽或打喷嚏可加重肾脏下垂;

● 确保液体供应充足;

● 稀释后的柠檬汁可以提高肾脏徒手操作治疗的效果。

解剖学

膀胱解剖学

概述

　　膀胱的正常容量为 500 mL，容量到达 300 mL 时会产生强烈的排尿意识。

　　对于术后排尿功能障碍的患者，膀胱容量可多达 2000 mL。

位置

　　膀胱位于耻骨联合后的小骨盆内。排空后的膀胱的上极不超过耻骨联合，充盈的膀胱可触及至耻骨联合上方 3 cm。

局部解剖关系

女性骨盆(图 15.1)

　　上级

- 腹膜；
- 小肠襻；
- 子宫(视位置而定)。

　　前部

- 耻骨；
- 腹膜；
- 膀胱充满时：前腹壁。

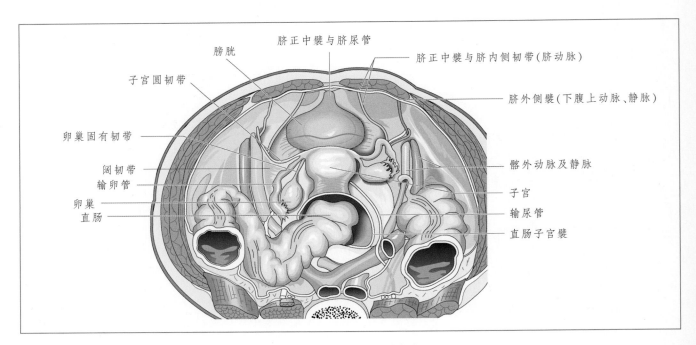

图 15.1　女性小骨盆形态学。

下级

- 子宫颈；
- 阴道；
- 尿道；
- 盆底(肛提肌)；
- 闭孔内肌。

后部

- 子宫颈和子宫峡部；
- 阴道；
- 尿管。

外侧

腹膜，延伸至子宫阔韧带。

男性骨盆(图 15.2)

上极

- 腹膜；
- 肠襻。

前部

- 耻骨；
- 腹膜；
- 膀胱充盈时：前腹壁。

下极

- 前列腺。

后部

- 输精管；
- 精囊；

- 直肠；
- 输尿管；
- 腹膜；
- 小肠襻。

外侧

- 腹膜；
- 肛提肌；
- 闭孔内肌。

耻骨后间隙(Retzius 间隙,膀胱前间隙)：位于耻骨/腹壁与膀胱之间,下缘为耻骨膀胱韧带,内侧为脐正中韧带。

附着和悬挂结构(图15.3–图15.7)

- 腹膜(前部、外侧,男性后部亦附着于腹膜)；
- 脐正中韧带(及脐尿管)；
- 脐内侧韧带(闭塞的脐动脉)；
- 耻骨膀胱韧带(来自膀胱的肌纤维),耻骨前列腺韧带(男性)；
- 小骨盆的结缔组织。

循环系统

动脉

髂内动脉的分支,如：

- 膀胱下动脉；
- 阴部内动脉；

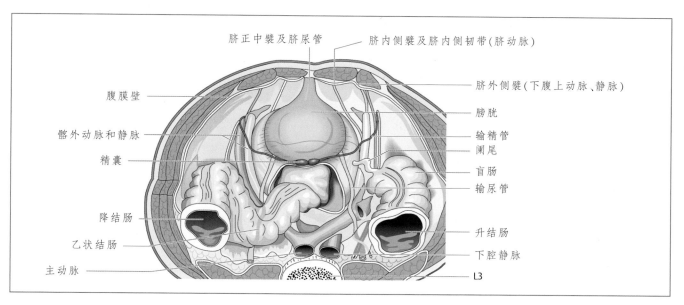

脐正中襞及脐尿管　　　脐内侧襞及脐内侧韧带(脐动脉)

腹膜壁　　　　　　　　　　脐外侧襞(下腹上动脉、静脉)

髂外动脉和静脉　　　　　　　膀胱

精囊　　　　　　　　　　　输精管

　　　　　　　　　　　　阑尾

降结肠　　　　　　　　　盲肠

乙状结肠　　　　　　　输尿管

主动脉　　　　　　　升结肠

　　　　　　　　下腔静脉

L3

图 15.2　男性小骨盆形态学。

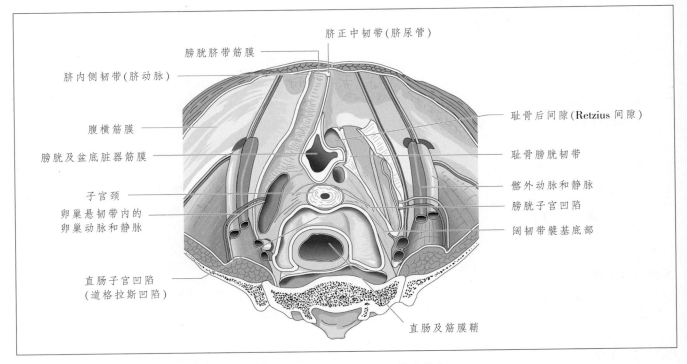

图 15.3 女性小骨盆内器官的筋膜附着。

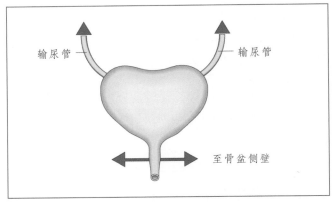

图 15.4 膀胱韧带：前视图。

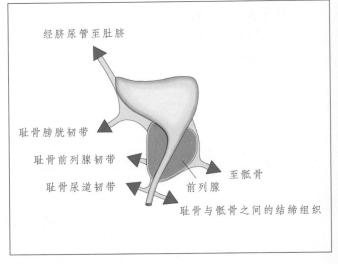

图 15.5 男性膀胱的韧带：侧视图。

- 闭孔动脉。

静脉

- 膀胱静脉丛（与前列腺和阴道静脉丛吻合）；
- 髂内静脉。

淋巴引流

髂内和髂外淋巴结。

神经分布

- 起源于 L1~L2 的交感神经系统经肠系膜间神经丛和下腹神经到下腹下神经丛和膀胱神经丛；
- 骶副交感神经系统（S2~S4）调控需经下腹下神

经丛和膀胱神经丛。

器官时钟

最大时间：15：00~17：00。

最小时间：3：00~5：00。

器官-牙齿关联

基本情况见第 32 页。

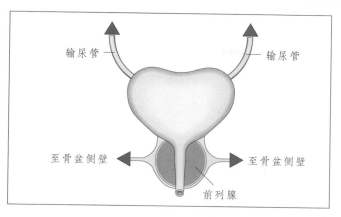

图 15.6 男性膀胱韧带：前视图。

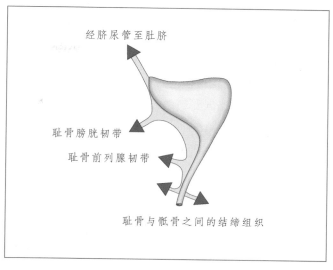

图 15.7 男性膀胱韧带：侧视图。

- 双侧下颌第一切牙；
- 双侧上颌第二切牙。

输尿管解剖学

概述

输尿管长 25~30cm，管壁厚约 5mm。

肾结石最有可能被影响的 3 个生理性狭窄：

1.肾盂与输尿管交界处。

2.跨越髂总动脉、髂外动脉的急屈位置。

3.进入膀胱处(=最狭窄处)。

位置(图15.8)

输尿管在腰大肌前下行，在其进入小骨盆时，会越过髂总动脉(左侧)或髂外动脉(右侧)分支区域，而后沿骨盆侧壁靠近腹膜继续下行。

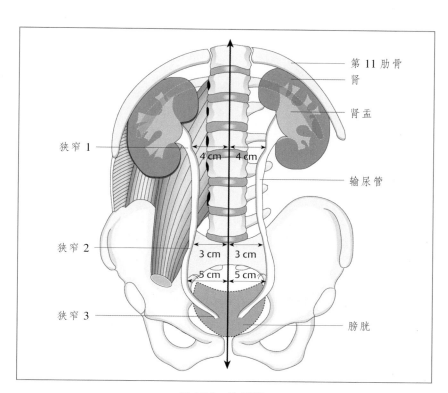

图 15.8 输尿管。

男性输尿管延续下行路径

大致在坐骨棘水平,输尿管改变其下行路径,向膀胱方向向内向前延伸。在略高于精囊处,输尿管到达膀胱后侧壁,在此处越过输精管。在这里,输精管比输尿管更靠近腹膜。输尿管持续延伸从膀胱后外侧向前内侧进入膀胱。

女性输尿管延续下行路径

大致在坐骨棘水平,输尿管改变其下行路径,向膀胱方向向内-前方向延伸。最初位于子宫宽韧带基底部,而后越过子宫动脉。输尿管继续延伸至子宫颈/阴道上部之上 1~2cm 处。在子宫正前方,阴道穹隆前外侧之上;斜向进入膀胱,与男性类似。

局部解剖关系(图15.9)

见上述"位置",此外:

- 腹膜;
- 腰肌筋膜;
- 生殖股神经;
- 下腔静脉(右);
- 十二指肠(右);
- 睾丸血管或卵巢血管;
- 右结肠动脉;
- 回结肠动脉;
- 肠系膜下动脉或左结肠动脉;
- 肠系膜根部;
- 乙状结肠系膜根部。

附着和悬挂结构

- 肾脏脂肪囊;
- 腹膜;
- 腹膜后和腹膜外结缔组织。

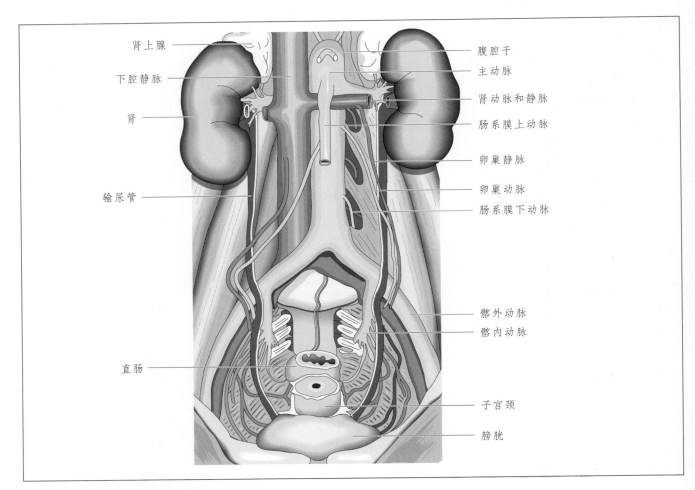

图 15.9 输尿管形态学。

循环系统

动脉

由附近动脉分支提供动脉血供：

- 肾动脉；
- 腹主动脉；
- 睾丸动脉或卵巢动脉；
- 髂总动脉；
- 髂内动脉；
- 膀胱下动脉；
- 子宫动脉。

静脉

- 睾丸静脉或卵巢静脉；
- 髂内静脉；
- 膀胱静脉丛。

淋巴引流

- 髂内/间/外淋巴结；
- 腰部淋巴结；
- 肾淋巴结。

神经支配

- 起源于 T10~L1 的交感神经系统经内脏小神经、内脏最小神经及 L1 和 L2 内脏神经至腹腔神经丛、主动脉肾神经节、肾丛和肾后神经节；
- 迷走神经（经腹腔丛）；
- 骶副交感神经系统（S2~S4）经上腹下神经丛至肾丛。

Barral 运动生理学

能动性

膀胱与骶骨和子宫共同运动：在吸气过程向后向上移动；呼气过程向前向下移动。

当尿液充盈膀胱，而后排尿，则会产生另一类运动。

原动性

在呼气相，我们会看到向后向上的运动；在吸气相则向相反方向运动。

生理学

膀胱充盈及排尿机制

尿液会分批到达膀胱。输尿管通过蠕动收缩实现打开和关闭。

输尿管斜向进入膀胱，因此除蠕动波进程之外，膀胱内压将保持输尿管膀胱入口关闭。这种机制可以防止尿液回流。

排尿

盆底肌变得松弛，膀胱因此明显下降，膀胱颈呈漏斗状。

尿液进入尿道至尿道内括约肌，膀胱逼尿肌收缩（受副交感神经支配），漏斗状形态被强化，括约肌打开。

尿道肌和外括约肌松弛。

最后尿液排空，盆底肌及内外括约肌收缩，膀胱颈部从漏斗状恢复正常。

病理学

需要医学阐明的病征

> - 血尿；
> - 功能障碍/排尿改变。

膀胱炎

定义
膀胱炎是由病原微生物所致的上尿道感染。

病因
高致病性微生物与免疫防御状态降低的并存易引发膀胱炎。

诱发因素包括：

- 尿路狭窄，如前列腺增生；
- 膀胱输尿管反流；
- 神经源性膀胱；
- 结石；
- 糖尿病；
- 免疫抑制治疗。

临床

- 排尿困难；
- 尿频；
- 轻微发热。

整骨学实践

主要症状

> - 血尿；
> - 功能障碍/排尿改变。

典型功能障碍

下垂症

可能原因包括：

- 由于怀孕、年龄或抑郁而导致盆底肌失去弹性；
- 腹下垂引起上位器官压力传导。

粘连

可能原因包括外科手术，如剖宫产。

痉挛

可能原因是复发性膀胱炎。

相关结构性功能障碍

- 骶骨；
- 骶尾部关节；
- 耻骨愈合；
- T7 和 T11；
- L1 或 L2；
- 近端或远端胫腓关节（整骨链从闭孔内肌经骶棘韧带和骶结节韧带至股二头肌）。

非典型症状

以下一系列症状可以通过整骨链来解释，也可以通过患者病史来解释（关于整骨链的解释，请参阅第 5 章 37 页的"非典型症状"）：

- 腰骶交界区域反复疼痛和运动障碍；
- 下腰椎序列(LSC)和髂骶关节区域的"断裂"感觉；
- 脊柱伸展与手臂最大上举引发的膀胱痉挛。

整骨学治疗适应证

- 膀胱下垂合并咳嗽、打喷嚏、大笑后尿失禁，或滴尿；
- 排除解剖狭窄的复发性膀胱炎；
- 因瘢痕或前列腺增生而引起的膀胱排尿功能紊乱；
- 膀胱输尿管反流；
- 膀胱结石(操作时必须谨慎和动作轻柔，因为可能存在损伤风险)。

整骨学治疗禁忌证

- 怀孕；
- 导尿管；
- 宫内节育器(IUD)；
- 血尿；
- 急性膀胱炎。

临床应用注意事项

如果将其视为一个功能环，相对于身体其他任何区域，小骨盆将整骨学四大支柱更加紧密地结合在一起。在这里，我们发现体壁、内脏、颅骶系统和筋膜结构以一种独特的方式在功能上相互关联。

整骨学体壁或结构涉及运动系统。就功能而言，骨盆区是手法治疗学和整骨学中的 LPH（腰椎-骨盆-髋）区域。事实已表明，骨盆不可能孤立存在，应结合整体状态，涵盖髋关节和 LSC 进行考量。换而言之，这就意味着这些运动系统结构将以整体形式中的各单元功能展现，涵盖生理及功能障碍：如果髋关节活动性受限，则会导致髂骶关节活动性受限。

关节不是独立存在的结构，而是被韧带和筋膜包围，被肌肉带动。因此，这些结构在功能上与关节相关联：肌肉缩短改变关节位置和关节活动范围，关节功能障碍导致相关肌肉高张性。

因此，如果我们孤立地去考量 LPH 的各区域的运动系统，在这个功能环中我们会发现许多解释功能障碍的方法。

小骨盆中的若干器官，如膀胱、子宫、附件、直肠、盲肠、乙状结肠、前列腺、尿道、精囊、输尿管及一系列较小生殖腺的位置彼此相互接近。在小骨盆内这些器官大多直接与两个以上其他器官相邻。此外，它们还通过韧带和筋膜相互连接：在小骨盆深处，盆底肌的正上方，一条线性附着结构由前向后分布，将膀胱、子宫或前列腺和直肠彼此相连。这就是耻骨膀胱-子宫直肠骶骨层或 Delbet 层，其由以下韧带组成：耻骨膀胱韧带、膀胱子宫韧带、直肠子宫韧带、骶子宫韧带和骶直肠韧带。这层结构在功能上连接小骨盆内的各器官；因此就像在运动系统中一样，在由前向后的进程中，一器官的功能障碍会导致另一器官紊乱。因此，我们绝不能将这些器官彼此孤立起来。

同样重要的是需要注意 Delbet 层的前方附着于耻骨，后方附着于骶骨。这样，骨性骨盆环在功能上也包括在整骨链中，器官的任何运动障碍都会影响耻骨和骶骨。例如：剖宫产导致小骨盆内发生粘连，且子宫能动受限；与此同时，由于骶骨不能再自由运动且子宫在运动方面受限，因此骶骨会发生复发性运动障碍。如果我们现在仅治疗髂骶关节，而不给予内脏治疗，就不能改变整个疾病状态。

此外，Delbet 层必须在更大的整体状态下考量：其是中央腱的终端，即从颅骨基底部一直贯穿身体到达盆底部的筋膜束。中央腱作为一个功能单位：整个中央腱通过筋膜收缩调节功能障碍，从而使身体的受损区域得到最大限度的保护。如果中央腱的筋膜收缩中包含 Dellet 层，张力和运动障碍就可能出现在 Delbet 层由前向后的整个整骨链中。复发性膀胱感染、耻骨联合疼痛和腰骶交界区域疼痛是整骨链部分损伤的结果。

小骨盆内的器官与骨盆环之间存在更多有趣的连接。例如，子宫宽韧带经髂筋膜和髂肌止于髂骨。在小骨盆中，这种横向线状固定结构经子宫连接至 Delbet 层，并以类似的方式产生影响：如果器官发生紊乱，则会导致髂骨错位。有多少骨盆倾斜病例是由此所致但又不同于骨科学的解释？

与小骨盆的连接可以延伸至更远的颅区：尾骨具有高活动性，可以影响它的张力和组织以适应极大的灵活性。因此，我们经常可以发现尾骨在额状面发生错位，并且在矢状面显著向前屈曲。

额状面错位可以从筋膜和肌肉方面得到很好的解释（即其原因也可在小骨盆中找到）。矢状面错位的主要原因是创伤，如跌倒。硬脊膜通过其末端的终丝止于尾骨。硬脊膜本身附着于椎管内，连接脊椎 S2、C2、C3 及枕骨大孔。当组织张力传导上升至上颈椎序列（CSC）和颅骨时，尾骨的慢性错位将会被传导至不可延伸的硬脑膜。因此，头颅区的关节错位或头痛也可以用"小骨盆"功能环来解释。

闭孔内肌同样与小骨盆内两器官（膀胱和卵巢）有显著的形态学关联。膀胱通过其腹外侧壁直接与闭孔毗邻，从而与闭孔内肌相关联。如果膀胱受到粘连、痉挛或下垂的影响，其影响也可以在闭孔内肌发现。从解剖学来看，我们甚至发现膀胱和闭孔内肌之间存在频繁的筋膜–韧带连接。由于器官功能障碍及闭孔内肌与膀胱有密切的形态学关系，肌肉变得高张力并且可以从闭孔触诊到。同样常见的是触诊仅一侧高张力，这是膀胱或整个小骨盆紊乱的良好诊断指征。

卵巢位于卵巢窝内，外侧与闭孔内肌毗邻。此器官也会激惹闭孔内肌，例如当囊肿、感染或术后粘连危及器官时。此外，闭孔神经位于卵巢凹陷下方。如果此神经被病变卵巢所激惹，可能表现为膝关节疼痛。这种类型的膝关节疼痛的易感人群为处于青春期的年轻女性。初始阶段的荷尔蒙周期引发小骨盆内生殖器官的运动。卵巢和输卵管需要进行必要的旋转和纵向位移，以接受排卵后经输卵管排出的卵子。在生命周期初始的 10~12 年里，此类每个月的反复性运动还不曾发生；而现在它们必须相互协同运动，结构之间进行牵伸，从它们之前的位置释放出来。因此，直接与卵巢毗邻的结构会出现张力升高，从而激惹并影响闭孔神经，以膝关节疼痛为表现。在治疗过程中，我们需要关注小骨盆，而不是去治疗膝关节。

另一非常有趣的形态学关系是在卵巢和梨状肌之间形成的，在某些情况下，卵巢（诸如数次妊娠女性）已向后和向下滑动得相当远。在这种情况下会激惹梨状肌，使其张力升高（类似于闭孔内肌），即众所周知的梨状肌综合征。

让我们再次转向器官的循环系统，因为在这里我们也发现了与身体其他区域相比几个不同的特征，即髂内动脉为盆腔内器官提供动脉供给。在这一区域，动脉单一分支并不是仅供给某一器官；动脉分支覆盖小骨盆内器官，类似于根系系统；单一器官可以从若干分支获得血液供给。这就意味着动脉循环系统再次将诸多器官整合成一个功能单元。正因如此，器官彼此之间不能相互分离：如果尝试通过循环系统治疗它们，就不可能孤立地仅治疗某一单一器官；这种治疗通常会影响小骨盆的所有其他器官。这些器官的静脉供给也是如此：不同的静脉丛和中心静脉将血液引导入髂内静脉，在此也表现为功能单元。

最后，我们必须关注神经系统支配。小骨盆有三大自主神经丛：L5~S1 高度的上腹下神经丛，位于小骨盆入口处；骶神经丛位于骶骨前方；下腹下神经丛覆盖盆腔内器官，类似蛛网。与伴随动脉的神经所支配的腹膜内位和腹膜后位器官不同,在这里器官周围的神经纤维形成独立的神经纤维网络,与动脉分离,使得这些器官在功能层面再次互联。从节段性神经支配来说,器官的交感神经支配源于 T10~L2,副交感神经支配源于 S2~S4。通过脊髓水平的节段性神经反射,小骨盆内器官的刺激可作为脊髓感觉传入信息后转换为传出运动冲动。因此,对应节段支配的肌肉变得高张力。与小骨盆内器官对应的肌肉如下:

- 骶棘肌;
- 腹直肌;
- 腹外斜肌;
- 腹内斜肌;
- 腹横肌;
- 锥状肌;
- 腰方肌;
- 髂腰肌;
- 闭孔内肌;
- 盆底肌;
- 梨状肌;
- 大腿内收肌群。

这些肌肉的功能障碍引起的其他症状表现为:
- 假性坐骨神经痛;
- 特发性膝关节内侧疼痛;
- 髂骶关节障碍;
- 髋部关节囊病理模式;
- 尾骨痛;
- 急性腰痛;
- 急性腰椎坐骨神经痛;
- 内收肌反复拉伤;
- 梨状肌综合征。

经小骨盆内脏方面的仔细分析可以明确许多体壁治疗不再必须进行。

整骨学测试和治疗

Barral 仰卧位膀胱向上能动性测试和治疗

起始位置

患者仰卧位,双腿屈曲。治疗师站于患者一侧。

脐中韧带测试步骤

双手手指置于患者耻骨联合略上方,耻骨联合两侧的腹壁上(图 15.11)。起初向后施加压力,而后向上拉动,从而向上提升膀胱(图 15.12)。

接下来将手指略微上移置于正中线两侧的腹壁上

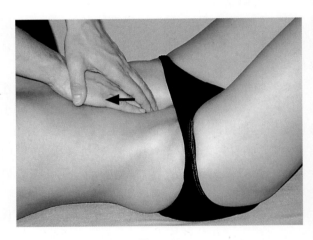

图 15.11

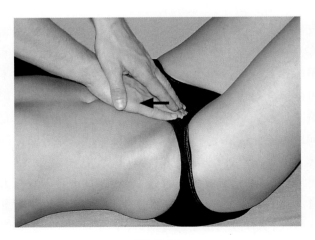

图 15.10

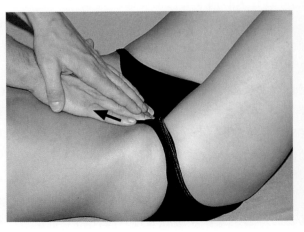

图 15.12

并重复测试;同样操作方式直至肚脐(图 15.13)。

脐内侧韧带测试步骤

　　将手指置于患者距耻骨联合略远外侧的腹壁上。起初向后施加压力,而后向内向上拉动。

　　随后手指沿韧带行径向上略微移动并在不同位置进行测试。

　　以此方式检测韧带的疼痛区域和异常张力。

治疗

　　双手放在腹壁正中线上(在耻骨联合与肚脐之间)并向后向上施压。脐正中韧带的拉伸对膀胱具有松动提升的作用,同时也能起到松弛韧带的作用。

　　治疗的起始位置在耻骨联合和肚脐之间具有多种可能性。

　　如果将手指放在正中线左或右侧, 可以通过向后施加压力到达脐内侧韧带。根据韧带的行径向内上松动。

变式

　　这两种测试方法也可以在患者坐位进行。

Barral 坐位膀胱向上松弛

起始位置

　　患者坐位,处于脊柱后凸位。治疗师站在患者身后。

操作步骤

　　双手与患者正中线上腹壁接触并向后施加压力以固定脐中韧带(图 15.14)。维持韧带固定并使患者伸展坐直,将膀胱向上拉动,按一定节律重复该操作。

　　固定位置可在耻骨联合–肚脐连线上的不同点。

　　这项技术对子宫/前列腺也有作用。

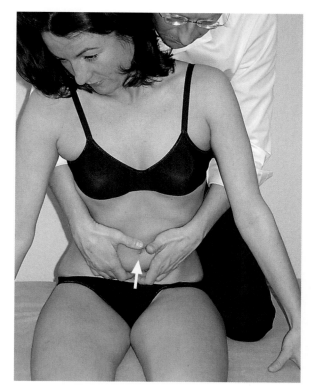

图 15.14

Barral 耻骨膀胱韧带松弛

起始位置

　　患者仰卧位,双腿屈曲。治疗师站在患者肩膀水平。身侧。

操作步骤

　　双手手指放于患者耻骨正上方,正中线的左右侧,紧邻耻骨的腹壁上,轻轻推动皮肤,手指指向下方(图 15.15)。

　　轻轻向后向下施加压力, 深入膀胱和耻骨之间的间隙(耻骨后间隙)。

　　重点在于需要极其小心地施加压力, 因为如果在这个过程中过度用力可能使患者感到非常剧烈的疼痛。维持轻柔的压力直至感觉到结构的松弛,同时结构敏感性降低。

　　以此方式,一步步沿正中线移动手指。

Barral 仰卧位脐正中韧带、脐内侧韧带和耻骨膀胱韧带联合技术

起始位置

　　患者仰卧位,双腿屈曲。治疗师站在患者一侧的骨

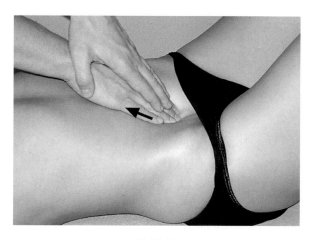

图 15.13

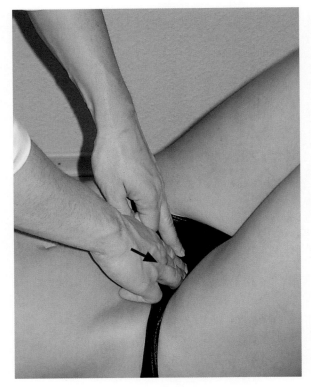

图 15.15

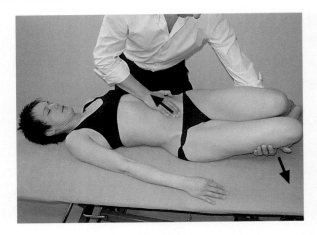

图 15.17

盆高度。

操作步骤

　　将头侧手放于患者腹壁上：

　　1.对于脐正中韧带，将手放于耻骨联合-肚脐连线，向后施加压力(图 15.16)。

　　2.对于脐内侧韧带，将手放于正中线略外侧，脐内侧韧带行径上，由下外向内上向后施加压力(图 15.17)。

　　3.对于耻骨膀胱韧带，将手放于耻骨正上方的耻骨联合侧，向后下施加压力(图 15.18)。

治疗

　　尾侧手引导腿部向同侧或对侧旋转(将膝关节向治疗床移动)。头侧手保持或增加由这种运动引起的拉力。

　　髋关节屈曲越大，耻骨膀胱韧带的松弛就越深。

Barral 输尿管拉伸联合技术

起始位置

　　患者坐位，引导患者进入脊柱后凸位。治疗师站在患者身后。

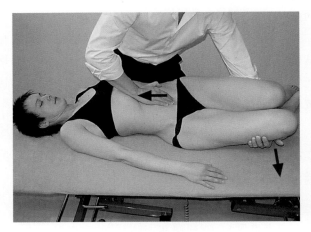

图 15.16

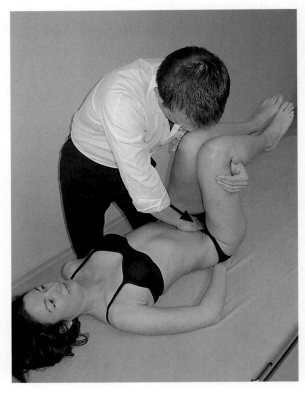

图 15.18

操作步骤

　　触及患者肾脏下极(如前所述),固定肾脏,引导患者脊柱伸展和同侧旋转,并拉伸输尿管。按节律重复此操作(图 15.19)。

经腹膜输尿管松弛

　　通过将输尿管部分固定于后腹膜进行,腹膜技术对输尿管有很好的效果。特别建议采用通用释放技术(如前所述)。

闭孔技术

起始位置

　　患者仰卧位,双腿屈曲。治疗师站于待检查侧。

操作步骤

　　患者同侧腿斜靠在治疗师腹部,治疗师尾侧手给予固定;头侧手在大腿内侧沿长内收肌群向上至耻骨肌(图 15.20)。

　　在这里,使用拇指并向内向后施加压力,直至到达闭孔处的闭孔外肌。在此处,通过抑制或振动技术实施治疗。

变式

　　进入闭孔的第二路径是将拇指放在内收肌群后侧的耻骨上,并向前向上触诊,直至到达闭孔前的闭孔外肌(图 15.21)。

　　此技术对于盆腔脏器有良好的循环系统促进作用。

原动性测试和治疗

Barral *膀胱原动性测试和治疗*

起始位置

　　患者仰卧位。治疗师坐于患者身侧大腿水平。

操作步骤

　　将一只手的大鱼际区放于患者正中线,耻骨联合正上方,手指指向上方(图 15.22)。

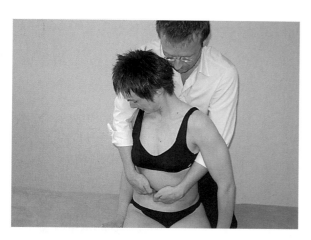

图 15.19

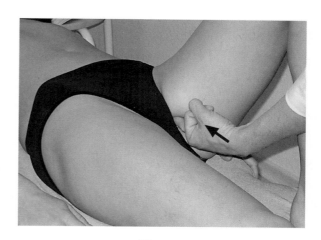

图 15.21

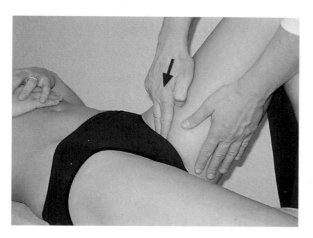

图 15.20

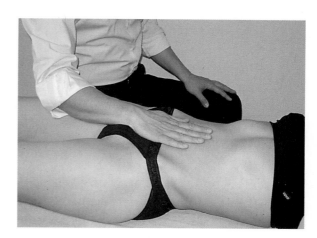

图 15.22

测试序列

测试原动性运动:在呼气相,膀胱向后上向肚脐方向运动;在吸气相,运动相反。

评估呼气相和吸气相运动的幅度和方向, 以及整个运动的节律。如果原动性运动在一个或两个相位出现了障碍,患者需要治疗。

治疗

原动性运动是通过跟随未受损运动来间接治疗的,在这个运动的终点停留几个循环,然后跟随受损运动到达新的终点。

也可以尝试扩大其自由活动范围(促进)。随后检查受损运动方向是否得到改善。

重复此操作数次,直到原动性运动的节律、方向和幅度恢复正常。

Barral 膀胱和骶骨原动性测试和治疗

起始位置

患者侧卧位,双腿屈曲。治疗师站在患者身侧膝关节高度。

操作步骤

将头侧手大鱼际放在患者正中线,耻骨联合正上方,手指指向上方。尾侧手的手掌与骶骨接触,手指指向上方(图 15.23)。

测试序列

测试原动性运动:头侧手在呼气相向后向上移动,同时尾侧手向前向下移动,在吸气相相反。评估吸气相和呼气相运动的幅度和方向,以及整个运动的节律。如果原动性运动在一个或两个相位出现了障碍, 患者需要治疗。

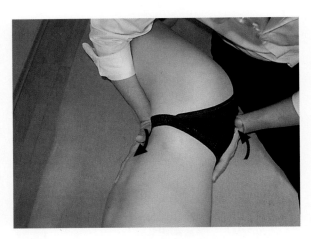

图 15.23

治疗

原动性运动是通过跟随未受损运动来间接治疗的,在这个运动的终点停留几个循环,然后跟随受损运动到达新的终点。

也可以尝试增加其自由活动范围(促进)。随后检查受损运动方向是否得到改善。

重复此操作数次,直到原动性运动的节律、方向和幅度恢复正常。

Kuchera 循环系统技术

动脉刺激技术

- 横膈技术;
- 闭孔技术。

静脉刺激技术

- 肝泵;
- 横膈技术;
- 闭孔技术。

淋巴刺激技术

- 胸部和腹部淋巴引流;
- 隔膜技术。

自主神经协调技术

交感神经系统技术

- 提肋技术(T12~L2);
- 抑制椎旁肌;
- 振动技术;
- 徒手操作技术;
- Maitland 技术;
- 肠系膜下神经节刺激技术;
- 横膈技术。

副交感神经系统技术

输尿管-迷走神经刺激技术:

- 颅骶治疗;
- 喉部技术;
- 胸廓技术(回弹技术);
- 横膈技术。

S2~S4 节段刺激技术:

- 髂骶关节技术;
- 坐骨直肠窝技术;
- 盆底技术。

Chapman 反射点治疗

膀胱位置

前侧

肚脐周围。耻骨联合略外侧,两耻骨支之间。

后侧

L2 横突尖端上缘(双侧)。

输尿管位置

前侧

耻骨上支内侧缘,邻近耻骨联合上缘(双侧)。

后侧

L2 横突尖端上缘(双侧)。

治疗原则

触及反射点。为达到治疗目的,轻轻地把手指放在反射点上,仅轻微施加压力。反射点通常是非常敏感的,因此必须谨慎操作。

手指保持在反射点上,轻轻旋转进行治疗。

先治疗前侧点,然后是后侧点。持续治疗,直到反射点的敏感性正常化或反射点恢复一致性。

最后,再次检查前侧反射点。如果没有觉察到任何改变,有可能是器官病理改变太严重而不能在短期内被反射所影响,或者是存在必须首先治疗的其他功能障碍。

给患者的建议

除食物外,每天所需的合理液体量为2~3L。这是一种预防性治疗泌尿系结石和膀胱感染的有效方法。

脐尿管筋膜牵拉膀胱的自我松弛

仰卧位或头下位,双手放于耻骨上的腹部,轻轻向后施压,然后双手向上向肚脐方向拉动。

第 16 章

子宫、输卵管、卵巢

解剖学

子宫解剖学

概述

子宫呈梨形,重量为 30~120g,长为 7~9cm(未产妇为 6~8cm)

功能

- 抵御侵入宫腔和腹腔的微生物;
- 确保精子通过;
- 容纳并滋养胚胎;
- 分娩胎儿。

构成

- 阴道;
- 宫颈;
- 宫体;
- 宫底;
- 峡部。

位置

屈曲=子宫颈纵轴与子宫体纵轴之间的交角

正常:前屈(女性站立位子宫体纵轴几乎呈水平位,子宫颈纵轴指向后下)

倾度=子宫颈纵轴与躯体纵轴之间的交角

正常:前倾(子宫颈纵轴向前倾斜)

位置=阴道部分在盆腔空间的位置

正常:阴道部分位于坐骨棘连线高度,骨盆中心或略微偏左。

影响位置的因素

- 支持子宫结构的状态;
- 膀胱和直肠的充盈度;
- 小骨盆的收缩与移位过程。

躯体壁投射

- 子宫下 1/3:紧邻耻骨联合上方;
- 宫颈阴道上部:骶尾部关节。

局部解剖学关系

- 腹膜;
- 膀胱;
- 直肠;
- 阴道;
- 小肠襻;
- 乙状结肠;
- 输卵管;
- 卵巢;
- 输尿管;
- 子宫动脉和静脉。

附着和悬挂结构

- 盆腔(肛提肌);
- 卵巢悬韧带-卵巢固有韧带-子宫圆韧带;
- 子宫阔韧带;
- 骶子宫韧带和直肠子宫韧带;
- 膀胱子宫韧带。

循环系统

动脉

子宫动脉(源于髂内动脉)与卵巢动脉(源于腹主

动脉)吻合。

静脉

子宫静脉和汇入髂内静脉的各种静脉丛。

淋巴引流

- 腰淋巴结;
- 腹股沟浅表淋巴结;
- 髂外淋巴结;
- 闭孔淋巴结。

神经支配

- 源于 T10 到 L2 的交感神经系统经内脏神经至腹腔神经节/肠系膜上、下神经节和肾丛;
- 伴随血管(卵巢动脉)或作为独立的神经纤维,分布至腹下丛和子宫阴道丛;
- 源于 4 个骶神经节和奇神经节的节后支配正在研究中。

骶副交感神经系统(S2-S4)至下腹下神经丛和子宫阴道神经丛

卵巢解剖学

概述

卵巢重 6~8g,长 4cm,宽 2cm,厚 1cm。

功能

卵巢是女性的性腺。此外,它们还产生雌激素、孕激素和类固醇。

位置

女性在站立时,卵巢位于子宫宽韧带(后部)之上,卵巢悬韧带与卵巢固有悬韧带之间,腹膜折叠内。

其纵轴几乎为垂直轴。

未产妇卵巢位置高于经产妇,其位于由以下结构形成边界的凹陷中(卵巢窝):

- 闭孔内肌(侧界);
- 髂外静脉(前界);
- 脐动脉、闭孔动脉、闭孔神经(下界);
- 输尿管,髂内血管(后上界)。

局部解剖学关系

- 卵巢窝;
- 腹膜;
- 腰肌筋膜(经卵巢悬韧带止点);

- 回肠;
- 卵巢血管;
- 子宫动脉;
- 盲肠(右卵巢);
- 阑尾(右卵巢);
- 梨状肌(经产妇);
- 闭孔神经。

躯体壁投射

卵巢在腹壁投射位于 ASIS——耻骨联合上缘连线,邻近腰肌内侧缘。

附着和悬挂结构

- 卵巢悬韧带(从卵巢至回肠和腰肌筋膜):此韧带将卵巢血管和神经连接至卵巢;
- 卵巢固有韧带(从卵巢至输卵管宫角部):内含子宫动脉的分支;
- 卵巢系膜覆盖腹膜,也覆盖上面的两条韧带。

循环系统

动脉

- 子宫动脉(来自髂内动脉);
- 卵巢动脉(腹主动脉)。

静脉

- 卵巢静脉:右侧汇入下腔静脉;左侧汇入左肾静脉,而后汇入下腔静脉;
- 子宫静脉及各种静脉丛汇入髂内静脉。

淋巴引流

腰淋巴结。

神经支配

- 卵巢的交感神经:由与子宫相同的节段支配;
- 迷走神经。

Barral 运动生理学

能动性

子宫具有较高的可活动性,其位置取决于月经周期、膀胱和直肠充盈状态及小肠襻的位置。

膀胱充盈

- 子宫被压向后方。

直肠充盈

- 子宫被压向前方。

直肠和膀胱充盈

- 子宫被推向上方。

妊娠

- 妊娠期的子宫被压向下方。

子宫的侧向移位由瘢痕形成所致。

输卵管具有高度的可活动性:在排卵期开始,伞毛在三维平面上有节律地运动。

为运输卵细胞,我们可以看到整个输卵管发生的节段性收缩和蠕动收缩,以及输卵管伞毛和纤毛的运动。

卵巢的位置取决于子宫的运动。

原动性

子宫

与膀胱相似,子宫在呼气相向后向上运动;在吸气相,运动方向则相反。

卵巢

左卵巢:顺时针旋转,略微向上。

右卵巢:逆时针旋转,略微向上。

生理学

生殖激素受激素调节环路调控,下丘脑、垂体和卵巢作为激素腺体。

下丘脑

下丘脑产生促黄体生成素(L H)释放激素(LHRH),从而促使腺垂体产生和释放促性腺激素。

脑垂体

促卵泡激素

促卵泡激素(FSH)在卵巢中有如下作用:

- 促进卵泡成熟;
- 促进雌二醇受体形成;
- 促进睾酮产生雌二醇(在睾丸中,其促进精子生成)。

黄体生成素

黄体生成素(LH)在卵巢中有如下作用:

- 促进雌激素和孕酮生成;
- 改变卵泡壁引发排卵(在睾丸中,其促进睾酮的合成)。

人类胎盘中的绒毛膜促性腺激素(hCG)大致相当于 LH。

卵巢雌激素类激素

雌激素

大多数雌激素是在卵巢中生成的。起始分子为胆固醇,通过若干中间步骤转化为睾酮;而后再通过一次转换,被转化为雌二醇。雌激素也在其他组织中由雄激素生成(见下文),它们也是在睾丸中生成的。

雌激素生成的过程与卵泡成熟过程一致。

雌激素具有以下作用:

- 促进女性生殖器官生长与发育;
- 促进子宫内膜再生与生长;
- 分泌稀薄、可拉丝、透明、碱性的黏液(促进精子流入);
- 促进输卵管移动和产生分泌液;
- 促进阴道上皮生长,部分负责阴道内环境;
- 促进乳腺生长与发育;
- 促进皮下脂肪沉积(女性体态);
- 促进第二性征形成(生长阴毛,乳头和外阴色素沉着);
- 提升情绪。

孕酮

孕酮在卵巢和胎盘中由胆固醇形成。孕酮在黄体期生成。

作用如下:

- 改变在雌激素影响下子宫内膜的增生;
- 产生精子不能透过的宫颈黏液;
- 使阴道上皮细胞反复排出;
- 降低子宫肌肉张力并减少子宫收缩,可在妊娠期间稳定子宫;
- 在孕酮的影响下,可以发现平滑肌的肌张力普遍下降;
- 刺激乳腺生长;
- 孕酮导致体温升高 0.4~0.6℃。

总而言之,我们可以说雌激素为受孕做身体准备,而孕酮为妊娠做准备。

卵巢周期

卵泡成熟

在负反馈调节反应中,月经后黄体中孕酮的下降导致垂体 FSH 释放增加。

因此,若干卵泡成熟。

募集阶段

LH 和 FSH 刺激卵泡生成雌激素。高水平雌激素使得 FSH 的释放下降,导致大多数卵泡在成熟之前被破坏。

选择阶段

最成熟的卵泡能够完成排卵,这是由于它不需要依赖外源性 FSH,其内部 FSH 和雌激素的量足够,故而其可以继续生长。

排卵

LH 达到峰值和孕酮生产开启会导致卵泡破裂,卵细胞被释放。

黄体期

在 FSH 和 LH 的影响下,黄体开始生产雌激素和孕酮。如果未受精,黄体在 10~12 天后开始退变。

然而,如果受精,黄体就会继续发挥作用。受精卵产生 hCG 并促进黄体继续生成激素。

子宫黏膜周期

增生期

月经后,雌激素促进新黏膜生长,这大约需要 10 天。

分泌期

孕酮促进新黏膜腺体的生长,产生大量分泌物。

经期

如果未受精,由于黄体退变,孕酮水平下降;激素刺激水平降低导致子宫黏膜的代谢和循环改变,最终导致破裂,引起出血和血纤维蛋白溶解(纤溶)。由于纤溶,经血不会凝结。平均出血量为 30~80 mL。

再生

由于雌激素的作用,伤口表面再次愈合。

绝经

大多数女性在 45~55 岁之间经历激素的巨大变化。大量的器质性改变,表现为多种症状。

女性生命的第四个十年,卵巢已发生改变:血管硬化,卵泡数量减少,对脑垂体激素的反应性降低。因此,月经周期可以在不排卵的情况下发生,这也就解释了为什么从四十岁中期开始怀孕变得更加困难。

当所有卵泡衰竭时,卵巢停止产生雌激素。

以下为雌激素缺乏的可能影响:

- 自主神经症状,如潮热、头晕、心悸、出汗、感觉异常;
- 绝经前正常月经出血紊乱;
- 生殖器黏膜萎缩性改变:失去弹性、皮肤干燥薄、更易受伤害、缩水;
- 皮肤改变:薄、干、皱;
- 动脉硬化(女性激素对血管疾病有预防作用);
- 骨质疏松症;
- 诸如抑郁、易怒、睡眠障碍或神经质等心理改变。这些现象不应仅仅归因于激素缺乏,也应被视为是经历身体变化和与之相适应思维过程的结果;
- 尿失禁;
- 器官下垂(膀胱、子宫)。

病理

需要医学阐明的症状

- 与月经周期无关的阴道出血;
- 经期变化(出血量大、延长、过于频繁、不规则);
- 接触性出血;
- 绝经后出血;
- 经前或经后点滴样出血;
- 分泌物(以前未知,褐色,恶臭);
- 下腹部异物感;
- 以前未知的膀胱症状主诉、排便困难或疼痛。

肌瘤

定义

子宫肌瘤是子宫肌肉的良性瘤,有恶化的可能性。

病因

子宫肌瘤发病的原因可能与雌激素导致的肌肉过度生长有关。

症状

症状取决于所处位置、大小、生长的方向及肌瘤的数量。可能出现症状如下:

- 经期改变(延长、出血增加、经间期出血、多样疼痛模式);

- 急腹症模式；
- 频繁尿急；
- 肠道排空障碍；
- 生育障碍。

子宫内膜异位

定义

宫腔外有类似子宫黏膜且受激素调节的组织为子宫内膜。

病因

经输卵管经血倒流，与子宫外子宫内膜组织粘连。

症状

根据组织所处位置，症状可为：

- 周期性疼痛（最常见为月经前 1~3 天，月经高峰期逐渐消退）；
- 经量增加，经期延长；
- 不孕；
- 输卵管妊娠；
- 卵巢囊肿；
- 与周围组织粘连；
- 腰痛。

输卵管炎/卵巢炎

定义

输卵管/卵巢的炎症。

病因

由下列原因而来的病原微生物感染可导致输卵管炎/卵巢炎：

- 经阴道和子宫向上扩散；
- 周围组织播散（如阑尾）；
- 血性播散（如结核、伤寒、病毒）。

症状

- 下腹痛；
- 发热；
- 经间期出血；
- 泌尿功能障碍；
- 双侧炎症，但症状往往以一侧为主。

整骨学实践

主要症状

- 与月经周期和经期无关的疼痛；
- 阴道出血或分泌物。

典型功能障碍

粘连/固化

可能原因包括：

- 手术；
- 感染；
- 输卵管妊娠；
- 流产。

下垂

可能原因包括：

- 由于妊娠而失去弹性；
- 产科手术（真空吸引器，巨大会阴切开术）；
- 年龄相关性弹性丧失。

痉挛

可能原因包括：

- 感染；
- 心身障碍；
- 当输卵管开口被堵塞时，痉挛可能是生育障碍或排卵障碍的原因。

小骨盆循环瘀滞

可能原因包括：

- 粘连/固化；
- 小肠下垂。

相关性结构功能障碍

- 腰骶交界区；
- 反射性膝关节疼痛（与闭孔神经形态学相关）；
- 上颈椎序列；
- T12~L1；
- 右侧枕骨–颞骨；
- 近端或远端胫腓关节；
- 舟骨。

非典型症状

以下症状可以通过整骨链来解释，也可以通过患者病史来解释（关于整骨链的解释，请参阅第 5 章 37 页的"非典型症状"）：

- 下腹部不适；
- 腰痛；
- 痛经；
- 排卵异常；
- 痔疮；
- 静脉曲张；
- 复发性膀胱炎。

整骨学治疗适应证

- 见"非典型症状"；
- 泌尿生殖系统手术；
- 剖宫产；
- 会阴切开术；
- 肠道手术，如阑尾切除术；
- 绝经期症状。

整骨学治疗禁忌证

- 怀孕；
- 宫内节育器（IUD）；
- 感染；
- 触诊明显疼痛，整骨学治疗不缓解，有时甚至治疗数天后仍持续不减退。

临床应用注意事项

见"小骨盆"第 138~140 页。

整骨学测试和治疗

Barral 子宫底测试和治疗

起始位置

患者仰卧位，双腿屈曲。治疗师站在患者一侧。

操作步骤

将手放于略高于患者耻骨联合，腹直肌对侧附着区域的腹壁上（图 16.1）。

小心谨慎地向后施压，直至子宫底外侧区域。

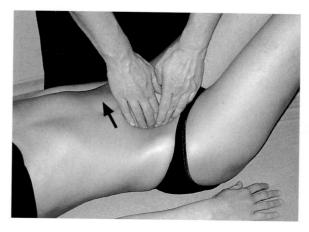

图 16.1

测试序列

通过向治疗师自身横向拉动测试能动性。需要关注敏感性和异常张力。

腿部在髋关节屈曲越大，此操作越容易进行。

治疗

双手同时放置于子宫两侧并横向移动以松动器官（图 16.2）。此操作的重点在于髋关节要足够屈曲以放松腹壁。

变式

单侧应用这种技术也是可以的，可以在侧卧位获得良好效果。

Barral 卵巢和子宫阔韧带测试和治疗

起始位置

患者仰卧位，双腿屈曲。治疗师站在患者一侧。

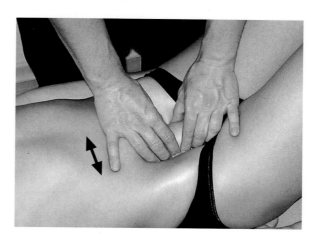

图 16.2

操作步骤

　　确定卵巢在腹壁上的投射(见前文),并将手放于患者腹部 ASIS——耻骨联合(上缘)的连线上,邻近腰肌内侧缘。

　　手缓慢向后沉入腹部,直至达测试区域(图 16.3)。通过双侧对比来测试弹性。需要关注敏感性和异常张力。

　　由于这一区域非常敏感,因此要谨慎操作。

治疗

　　可以使用抑制、振动或小的回弹技术来松弛韧带。

变式

　　这种技术也可以在侧卧位单侧应用。

Barral 仰卧位经脐正中韧带和脐内侧脐带韧带松弛子宫

　　这些技术在第 15 章的 140~141 页已描述。在改善膀胱的能动性后,这些技术还可以用于评估和治疗膀胱与子宫之间的能动性。

注释

　　我们通常可以说,对两个器官中的某一器官进行任何测试或治疗都会影响另一器官。

Barral 仰卧位结合腿部杠杆联合松弛子宫

起始位置

　　患者仰卧位,双腿屈曲。治疗师站在患者一侧骨盆水平。

操作步骤

　　将头侧手放在可以触及子宫底或子宫宽韧带的位置,尾侧手控制患者腿部(图 16.4)。

治疗

　　头侧手将患者子宫向内侧松动并固定在那里,同时用尾侧手引导患者腿部向对侧转动,直至牵拉到子宫(将膝关节向治疗床转动)。

　　在膀胱子宫下垂时,头侧手可以附加给予向上的松动力。

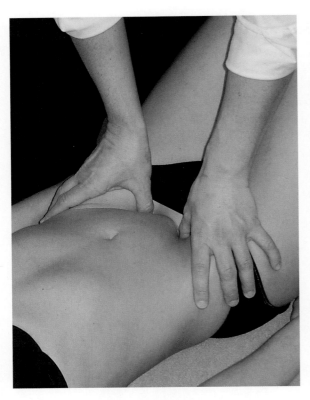

图 16.3

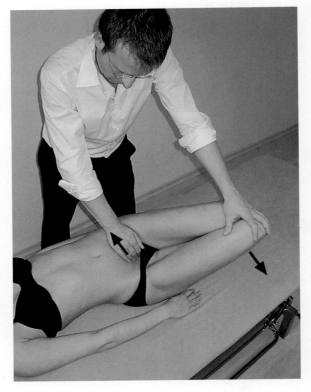

图 16.4

闭孔技术

起始位置

患者仰卧位，双腿屈曲。治疗师站于待检查侧。

操作步骤

患者同侧腿部斜靠于治疗师腹部，治疗师尾侧手给予固定。头侧手在患者大腿内侧沿长内收肌群向上至耻骨肌（图 16.5）。

在这里，使用拇指，并向内和向后施加压力，直至到达闭孔处的闭孔外肌。在此处，通过抑制或振动技术实施治疗。

变式

进入闭孔的第二路径是将拇指放在内收肌群后侧的耻骨上，并向前向上触诊，直至到达闭孔前的闭孔外肌。

此技术对于盆腔脏器有良好的循环系统促进作用。

Barral 原动性测试和治疗

子宫的原动性

起始位置

患者仰卧位，双腿屈曲。治疗师站在患者一侧的大腿水平。

操作步骤

将一只手的大鱼际区放在患者正中线，紧邻耻骨联合上方，手指指向上方。

测试序列

测试原动性运动：在呼气相向后向上方向的肚脐运动；在吸气相则向相反方向运动。评估吸气相和呼气

相运动的幅度和方向，以及整个运动的节律。如果原动性运动在一个或两个相位出现障碍，则患者需要治疗。

治疗

原动性运动是通过跟随未受损运动来间接治疗的，在这个运动的终点停留几个循环，然后跟随受损运动到达新的终点。

也可以尝试扩大其自由活动范围（促进）。随后检查受损运动方向是否得到改善。

重复此操作数次，直到原动性运动的节律、方向和幅度恢复正常。

输卵管-卵巢的原动性

起始位置

患者仰卧位，双腿伸展。治疗师站在需治疗侧的对侧。

操作步骤

将一只手平放在患者 ASIS-耻骨联合的连线上，手指指向上方，略向外侧（图 16.7）。

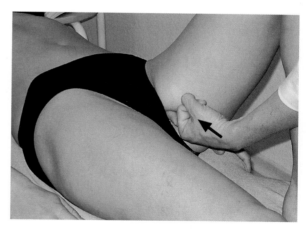

图 16.6

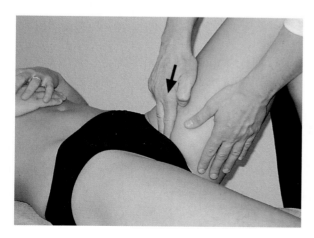

图 16.5

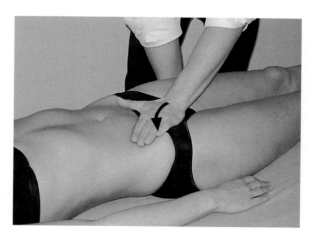

图 16.7

测试和治疗与上述原则一致。

Kuchera 循环系统技术

动脉刺激技术

- 横膈技术；
- 闭孔技术。

静脉刺激技术

- 肝泵；
- 横膈技术；
- 闭孔技术。

淋巴刺激技术

- 胸部和腹部淋巴引流；
- 横膈技术。

输卵管和卵巢自主神经协调技术

交感神经系统

- 提肋技术 T10~T11；
- 抑制椎旁肌；
- 振动技术；
- 徒手操作技术；
- Maitland 技术；
- 肠系膜上神经节刺激技术；
- 横膈技术。

副交感神经系统

迷走神经刺激技术：

- 颅骶治疗；
- 喉部技术；
- 胸廓技术(回弹技术)；
- 横膈技术。

S2~S4 节段刺激技术：

- 髂骶关节技术；
- 肛肠窝技术；
- 盆底技术。

子宫自主神经协调技术

交感神经系统

- 提肋技术(T12~L2)；
- 抑制椎旁肌；
- 振动技术；
- 徒手操作技术；
- Maitland 技术；
- 肠系膜下神经节刺激技术；

- 横膈技术。

副交感神经系统

S2~S4 节段刺激技术：

- 髂骶关节技术；
- 坐骨直肠窝技术；
- 盆底技术。

Chapman反射点治疗

子宫的位置

前侧

耻骨上支与坐骨之间连接的上缘，耻骨联合外侧(双侧)。

后侧

髂后上棘(PSIS)与 L5 棘突之间(双侧)。

子宫阔韧带位置

前侧

从大转子外侧向下至膝关节以上 5cm(双侧)。

后侧

PSIS 与 L5 棘突之间(双侧)。

肌瘤位置

前侧

耻骨联合外侧(双侧)。

后侧

从 L5 横突尖端开始,髂嵴上约 3cm,向外侧延伸。

卵巢位置

前侧

耻骨联合前外侧,从上缘到下缘。

后侧

R9~10 和 R10~11 肋间隙内侧端。

卵巢/输卵管位置

前侧

髋臼和坐骨切迹的中点(双侧)。

后侧

PSIS 与 L5 棘突之间(双侧)。

前列腺位置

前侧

从大转子外侧向下至膝关节以上 5cm (双侧),耻骨联合外侧(子宫)。

后侧

PSIS 与 L5 棘突之间(双侧)。

治疗原则

　　触及反射点。为达到治疗目的,轻轻地把手指放在反射点上,仅轻微施加压力。反射点通常是非常敏感的,因此必须谨慎操作。

　　手指保持在反射点上,轻轻旋转进行治疗。

　　先治疗前侧点,然后是后侧点。持续治疗,直到反射点的敏感性正常化或反射点恢复一致性。

　　最后,再次检查前侧反射点。如果没有觉察到任何改变,有可能是器官病理改变太严重而不能在短期内被反射所影响,或者存在必须首先治疗的其他功能障碍。

给患者的建议

经前综合征女性患者

- 多食用富含色氨酸的食物,如腰果、葵花籽、小牛肉、鸡胸;
- 低钠饮食;
- 将酒精和咖啡的摄入量减少到最低限度;
- 增加镁元素的摄入(坚果、全谷物、蔬菜);
- 增加铁元素的摄入(瘦肉、葡萄干、贻贝、深绿色蔬菜)。

预防骨质疏松和动脉粥样硬化

- 摄入维生素 D(鲑鱼、金枪鱼、埃曼塔拉奶酪);
- 摄入维生素 K(菠菜、西兰花、羽衣甘蓝、绿茶);
- 注意钙的补充(奶酪、沙丁鱼、羽衣甘蓝、酸奶);
- 限制磷含量(红肉、加工食品或预加工食品、可乐);
- 限制咖啡、蛋白质和盐的摄入;
- 限制饱和脂肪摄入(肉类、鸡蛋、全脂奶制品)和氢化脂肪(购买的烘焙食品和零食);推荐不饱和脂肪摄入(坚果、种子和橄榄油);
- 大蒜、生姜、红辣椒和洋葱为保护血管食物;
- 一周食用 2~3 次鱼;
- 多食用柑橘类水果、绿色和黄色蔬菜,具有抗氧化作用;
- 运动可以预防骨质疏松和动脉粥样硬化。适当的运动形式为耐力运动,如慢跑、步行、徒步旅行、越野滑雪或轮滑。

第 **17** 章

胸部

解剖学

胸部器官的位置如图 17-1。

心脏解剖学

概况

心脏大约是拳头大小，重约 300g。

心脏被心间隔分为左右两半，通常彼此不连通。每一半有一个心房和一个心室，通过阀性瓣膜（atrioventricular or AV valva）彼此分离。

在通向心室的血管中存在一种不同类型的囊瓣膜（半月瓣）。这两种瓣膜都是心脏内层，在心内膜内折叠形成。瓣膜的功能是允许血液向一个方向流动，阻止血液反向回流。

体内血液流动

体内循环中低氧血液经上腔静脉和下腔静脉汇入右心房。

上腔静脉（SVC）是收集上肢和头颈部血液的中心血管。下腔静脉（IVC）收集腹部、小骨盆和下肢的血液。

经三尖瓣、右侧心脏瓣膜（三片瓣膜构成）血液流入右心室，并从那里经肺动脉瓣流进肺动脉。在肺脏的毛细血管网中，低氧血液被重新转化为动脉血（富氧血液），然后经肺静脉流进左心房，经二尖瓣（两片瓣膜构成）后血液流进左心室，然后经主动脉瓣进入主动脉和身体其他部分。心脏在封闭系统中起着压力泵和抽吸泵的双重作用。

心脏的层次结构

心脏壁由三层组成。外层，即心外膜，为一层结缔组织，随后是心包膜。中间层由彼此相互连接的横纹肌（功能性合胞体）组成。这种特殊结构能确保心脏中的任何冲动可以在细胞间传递。

左心室的肌肉厚度大约是右心室的 3 倍；其原因是血液从心室排出必须形成压力差，肺循环压力约为 25mmHg（1mmHg≈0.133kPa），全身循环必须克服收缩压约为 120mmHg。心脏最内层是心内膜，也是由结缔组织形成的。

心脏冲动传导系统

心脏冲动传导系统由具有特殊分化的心肌细胞组成，它们具有自动产生脉冲冲动的能力。心脏起搏器是窦房结，是位于 SVC 右心房入口处的一个豆状结；它产生冲动的频率为 70~80 次/分钟。冲动经心房扩散传输后由 AV 结接收冲动；AV 结位于右侧心房和心室的交界处。从那里，动作电位被传导到室间隔右侧的 His 束，而后分裂成两条束支，继续向左、右心室肌延伸，并结束于浦肯野纤维网。

心脏的位置（图17.1）

心脏位于纵隔心包内，心尖指向左前下方，心底朝向右上后方。心脏右半部分朝向前胸壁，左半部分指向后方。

躯体壁投射

心脏的右侧边界投射于 R2~R6 胸骨附着区，距胸骨 2~3cm 的前胸壁；下缘由横膈构成。

心脏的左侧边界如下：上方距离 R2 胸骨附着处约 2cm，斜向指向第 5 肋间隙的心尖，锁骨中线内侧

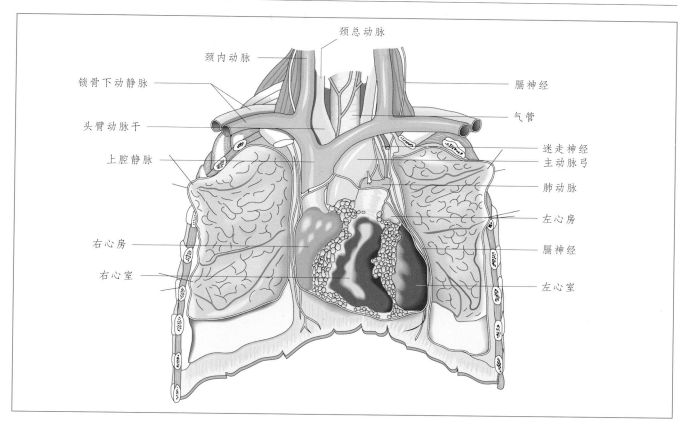

图 17.1　胸部器官的位置。

2cm。

在后方,心脏最下端位于呼气相 T10 水平,吸气时下移一个半椎体的距离。

局部解剖的相互关系

侧面
- 肺,两侧;
- 膈神经,两侧。

前侧
- 心包三角:胸骨;
- R2~R6;
- 胸腺。

后侧
- 脊柱序列;
- 食管(毗邻左心房);
- 主动脉;
- 支气管;
- 肺动脉和静脉。

下方
- 横膈。

上方
- 肺动脉和静脉;
- SVC;
- 主动脉。

附着和悬挂结构(图17.2)

心脏经心包膜牢固地附着于纵隔,其结构的浆性膜间隙可以确保心脏无摩擦和自由移动。

心脏在上方被进出血管所悬挂。

心包膜在各个方向均有附着。

- 膈心包韧带:在正前方,心包被牢固地附着于膈肌;在其他位置,其与横膈是可以直接分开的;
- 胸骨心包韧带:这些韧带从心包分布至胸骨柄和剑突;
- 脊心包韧带;
- 颈心包韧带;
- 脏心包韧带。

与食管、气管、肺静脉相连接。

在侧面,心包通过结缔组织与壁胸膜相连。

心包及其附着结构归属于"中央肌腱"筋膜系统,

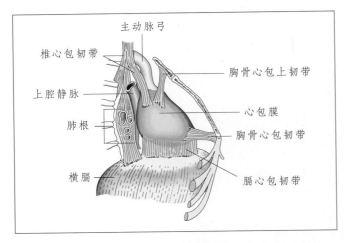

图 17.2　心包韧带结构。

从颅底延伸至小骨盆。

循环系统

左冠状动脉和右冠状动脉起源于主动脉窦（由位于主动脉瓣上方主动脉起始部扩张而成）。在心脏舒张期，主动脉瓣上的区域囊性充盈，血液进入并充盈冠状动脉。

在功能上，冠状动脉是终动脉，即它们彼此之间不发生吻合：如果此动脉的一枝分支发生阻塞，则由该枝血管供给的心肌组织就会梗死。

动脉

- 左冠状动脉：
  - 左心室；
  - 右心室前壁；
  - 室间隔。
- 左冠状动脉旋支；
- 双侧心房；
- 右冠状动脉：
  - 右心室（大部分）；
  - 室间隔。

静脉

- 冠状窦：冠状窦指大部分冠状静脉回流的主要入口。汇入右心房，引流约 2/3 的静脉血。小静脉直接进入各心腔，大部分进入右心房。

淋巴引流

淋巴流向气管杈前方的前纵隔淋巴结和心脏旁大血管附近的淋巴结。

神经支配

- 交感神经系统源于 T1~T4；

- 迷走神经

自主神经的两部分在心丛交汇。神经丛在心脏附近包绕主动脉和其他大血管根部；从那里，自主神经与冠状动脉伴行。

- 心包的感觉神经来自膈神经，连同交感神经和副交感神经。

器官时钟

最大时间：1:00~13:00

最小时间：23:00~1:00

器官-牙齿关联

基本情况见第 32 页。

- 两侧下颌第一切牙
- 两侧上颌第二切牙

肺脏解剖学概述（图17.3和图17.4）

概述

肺脏分为两半，充满胸腔两侧的大部分区域；肺脏的左半部分略小，因为心脏占据了左胸部分空间。

肺脏左半部分由两叶组成，可分为九个肺段；右半部分由三叶组成，可分为十个肺段。每个肺段由肺段支气管提供空气。这些肺段支气管汇合形成肺叶支气管，然后形成主支气管。两个主支气管共同形成气管。

气体交换实际位于肺泡内。人体有 3 亿~4 亿个肺泡，总表面积为 100~140m²。

肺被内脏胸膜所包裹，在肺的悬挂区域延续为壁胸膜。肺脏与胸膜之间的液体填充间隙对于肺脏的无摩擦移动和固定具有非常重要的意义。

位置

两层胸膜之间的空间，其中部分可作为额外空间，肺脏可以在深吸气时扩张。因此，胸膜与肺的边界需要分开描述。

胸膜边界

上边界

胸膜上边界在 R1 上约为 3cm，坚韧而厚实。

前侧边界及其内侧边界

在胸骨后方，左侧有心压迹。

后侧边界及其内侧边界

位于 T1~T12，脊椎旁。

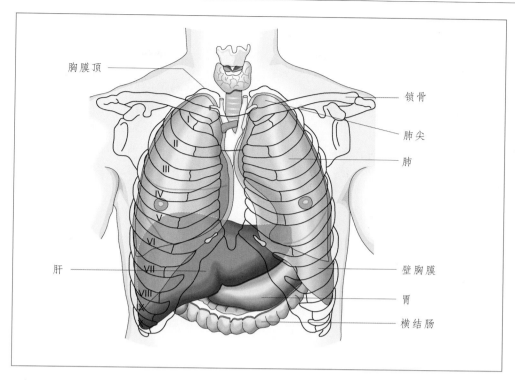

图 17.3　肺和胸膜局部解剖学 : 前视图。

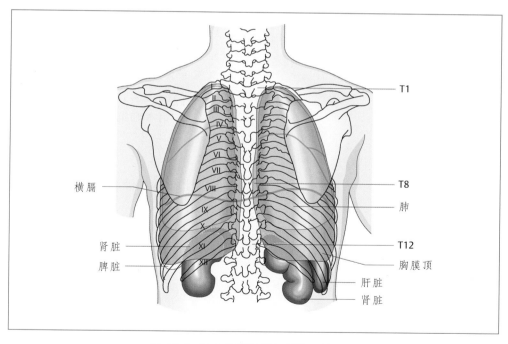

图 17.4　肺和胸膜局部解剖学 : 后视图。

下边界

　　锁骨中线 : R7

　　腋前线 : R8

　　腋窝线 : R9

腋后线 : R10

肩胛线 : R11

椎旁 : R12

肺的边界

肺的上边界和椎旁边界与胸膜边界一致。在正常吸气过程中,肺的下边界位于胸膜下边界上方,之间存在 1~2 个肋间隙。

在深吸气或深呼气过程中，肺会向下或向上移动约 1 个肋间隙。

就整体观察而言,左肺略低,因为右侧的肝脏将肺上移。

肺裂的位置

左斜裂

左斜裂后方起始于第 4 肋椎关节附近，斜向围绕胸腔延伸,前方止于第 6 胸软骨关节附近。

左斜裂在前方与 R5 和 R6 紧密相连，在后方与 R4 和 R5 紧密相连。

右斜裂

右斜裂后方起始于第 3 肋椎关节附近，前方止于 R6 附近。

右斜裂在前方与 R6 紧密相连，在后方与 R3~R6 紧密相连。

右肺水平裂

右肺水平裂后部起始于肩胛下斜裂,R4~R5 水平,前方止于第 3 胸软骨关节略下方。此关节和 R4 紧邻水平裂。

局部解剖学关系

- R1~12,取决于呼吸位置；
- 锁骨；
- 胸骨；
- 锁骨下动脉和静脉；
- 膈神经；
- 心包动脉和静脉；
- 迷走神经；
- 喉返神经；
- 气管；
- 主要支气管；
- 肺动脉和静脉；
- 主动脉(左)；
- 食管(右)；
- 心脏(左侧多于右侧)；
- 横膈；
- 奇静脉；
- 半奇静脉。

附件和悬挂

胸膜腔真空的吸附力能确保肺脏不会因其自身弹性收缩而回缩到肺门。

壁胸膜牢固地附着于胸腔内部；筋膜沿其整体移行过程附着于胸骨和肋骨。胸膜也牢固地附着于横膈。在纵隔区域，它覆盖邻近的器官而没有建立牢固的连接关系。

在肺门下方,肺韧带由壁胸膜的褶皱构成。此韧带附着于横膈。

在胸膜顶,悬韧带将胸膜连接至与 R1 和 C6~T1：

- 肋胸膜韧带；
- 横突胸膜韧带；
- 椎胸膜韧带。

循环系统

负责气体交换的血管——肺动脉和静脉血管,从支气管树发出分支,在肺泡周围形成毛细血管网。

肺脏自身供给血管（即为肺组织本身提供氧气和营养物质的血管)起源如下。

动脉

支气管分支

- 左肺:胸主动脉；
- 右肺:第 3 和第 4 肋间动脉。

静脉

支气管静脉

它们将汇入肺静脉或汇入奇静脉和半奇静脉脉。

神经支配

交感神经系统起源于 T1~T2 到 T5~T6

神经纤维进入肺丛，然后沿着支气管树分布至肺周围。

副交感神经系统

迷走神经。

器官时钟

最大时间:3:00~5:00

最小时间:15:00~17:00

器官-牙齿的相互关系

基本信息,见第 4 页。

- 左肺：左上颌第二后牙；
- 左肺：左下颌第二磨牙；
- 右肺：右下颌第二磨牙；
- 右肺：右上颌第二后牙。

纵隔解剖学（图 17.5 和图 17.6）

"纵隔"是指胸腔中部的空间，其边界如下。

前界

胸骨。

后界

脊柱序列。

上界

胸廓上口。

下界

横膈。

侧界

两肺叶内侧。

在此空间可以发现许多对整体生命活力至关重要的结构：

- 心脏有心包；

- 身体主要的动脉和静脉：
  - 主动脉；
  - 肺动脉；
  - 上腔静脉；
  - 肺静脉。
- 食管；
- 气管；
- 主支气管；
- 迷走神经；
- 膈神经；
- 交感干；
- 胸腺；
- 奇静脉；
- 半奇静脉；
- 胸导管。

这些器官和循环结构通过结缔组织相互连接，这样就能确保纵隔的良好固定。然而，纵隔必须有足够的能动性以跟随躯干、手臂、头和颈的运动，例如在颈部伸展时，食管和其他器官必须能够在纵向进行延伸。

另一要求是纵隔具有能动性的因素是膈式呼吸引发的肺部扩张和运动，因此纵隔将经受膈肌交替的推

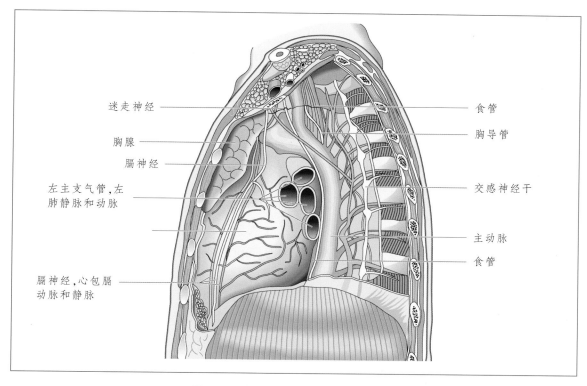

迷走神经

胸腺

膈神经

左主支气管，左
肺静脉和动脉

膈神经，心包膈
动脉和静脉

食管

胸导管

交感神经干

主动脉

食管

图 17.5　纵隔局部解剖学：矢状面视图。

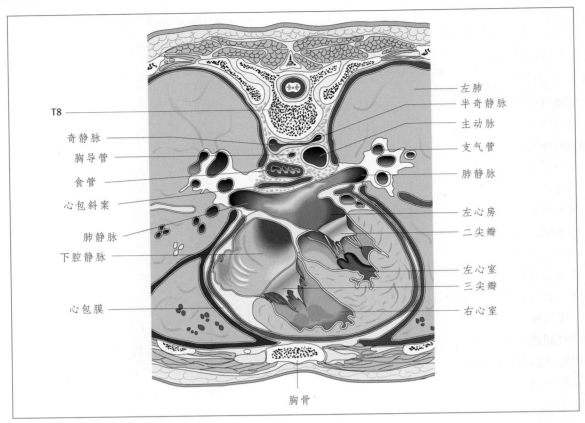

左肺
半奇静脉
主动脉
支气管
肺静脉
左心房
二尖瓣
左心室
三尖瓣
右心室

T8
奇静脉
胸导管
食管
心包斜案
肺静脉
下腔静脉
心包膜

胸骨

图 17.6　纵隔的局部解剖学:水平视图。

与拉。

最后是心跳,就振动而言,对纵隔结构也有影响。

由此可见,在明显相对静止的空间内,即使某种程度上只是轻微的运动也会持续影响纵隔器官。事实是这对于血液回流到心脏非常重要,它会受到呼吸吸引效应的影响;就整骨学意义而言,这种持续运动也会刺激神经结构。

纵隔与"中央肌腱"的筋膜系统相连,构成了从颅底到小骨盆筋膜牵张系统的胸腔部分。因此,我们可以发现纵隔筋膜结构的适应性改变可能导致胸部的各种症状,但真正的诱因却在身体的另一不同位置。

由于纵隔结构的重要性,异常的筋膜牵张力会导致明显的功能改变。在这里,我们需要考虑迷走神经的支配或食管裂孔疝的临床表现。

运动生理学

呼吸是胸廓正常运动的动力之源。正常的呼吸平均为 12~14 次/分钟,需要胸廓在其矢状径和横径上有节律性地扩张和收缩。

在生物力学方面,我们需要区分肋骨的两个运动方向:

上部肋的旋转轴经肋横突关节和肋椎体关节,几乎平行于额状面(吸气时),其结果主要是胸部矢状径增大。

下部肋骨的旋转轴几乎位于矢状面中。吸气时肋骨提升,其结果主要是胸廓横径的增大。

中部肋骨的运动轴,与矢状面形成 45°。吸气时,胸廓矢状径和横径扩张。

在胸骨区域,肋骨运动导致胸骨向上及胸骨与脊柱间距离增加,胸骨在吸气过程中向前和向上移动。因此,运动发生在胸肋关节和肋软骨连结部。

在肋软骨连结部,肋软骨会发生扭转,这对于胸部从吸气位到呼吸休息位的灵活性和被动回弹具有重要意义。

吸气是一个由呼吸肌主导的过程:平缓呼吸涉及膈肌、斜角肌和软骨间肌。如上文所述,胸部的矢状径和横径都有所延长,而横膈可以向下增加胸廓纵径并提升下部肋骨。

膈肌收缩向下运动,同时将腹部器官向下和向前推动。向前运动是由于柔软的腹壁在吸气过程中不能积极对抗腹部器官的移位。

在平缓呼吸中,呼气是一个被动的过程,由胸廓的弹性恢复力主导。

在深吸气中,吸气辅助肌有助于胸廓的扩张。这些吸气辅助肌包括:

- 肋间外肌;
- 上后锯肌;
- 前锯肌;
- 胸大肌;
- 胸小肌;
- 胸锁乳突肌;
- 脊柱竖脊肌。

深吸气会导致脊柱伸展,因此也可以说脊柱伸肌间接属于吸气肌。

深呼气同理也存在辅助呼气肌:

- 腹肌(腹内斜肌和外斜肌、腹直肌、腹横肌);
- 肋间内肌;
- 肋下肌;
- 胸横肌;
- 下后锯肌;
- 背阔肌。

生理学

心脏生理学

我们这里将概述心脏左侧的机械运动过程,同样的机械运动过程也发生在心脏右侧。

心脏收缩期

- 心室充盈血液
- 收缩期的开始即心室收缩的开始

由于心室收缩,心室内压力升高。当心室内压力大于心房内压力时,AV 瓣关闭(半月瓣仍关闭)。腱索和乳头肌关闭 AV 瓣阻止血液反流回心房。单个瓣膜片的表面积大于即将关闭的房室开口。通过瓣膜片边缘之间的广泛并置,即使心室大小发生改变,也可以确保瓣膜关闭。心室内容积不发生改变,只是心室重构成球形(=等容收缩)。所有肌肉纤维都主动或被动地改变其长度。

在身体处于静息状态此阶段可持续 60ms。

射血期

此阶段开始于左心室压力大于主动脉舒张压 80mmHg 时。半月瓣打开,压力继续上升,直至达到收缩压值 120~130mmHg。最后,心室收缩被释放,心室内压力下降。当心室内压力低于主动脉压时,半月瓣关闭,心脏收缩期结束。

在静息状态,心室内血液容量约一半(130mL)被射出(=心搏量)。

心脏舒张期

舒张期

舒张期时所有瓣膜均关闭大约 50ms,心室内压力下降至 0mmHg。当心室内压力低于心房内压力 2~4mmHg 时,房室瓣打开。

充盈期

这是心室被动快速充盈的阶段(见下文),心房收缩发生在此阶段。在正常心脏频率下,心室充盈在心房收缩时几乎已完成。心房收缩,心室将接受 8% 的额外充盈。

心脏的快速充盈开始于射血期。正如上所述,血液被压出心室,同时血液也被吸入心房。

其原因是经心包,心脏被牢固地附着于横膈,心尖是一个固定点。心房由血管固定,因此也作为一个固定点。瓣膜水平是能动点。

心室收缩使心脏瓣膜向心尖方向移动,松弛的心房被拉伸,这样会对供给心房的血管产生吸力;它们会向心房输出血液。

当心室肌松弛时,瓣膜回到起始位置,AV 瓣打开。心房血液作为惰性液体保持在原位,心室向上滑动,结果是心室被动快速充盈。这种机制在高频心率和舒张期缩短时变得特别重要。

心音

第一心音=收缩音

- 在收缩期开始;
- 心室等容性收缩引发心室和 AV 瓣振动,产生声音。

第二心音=瓣膜音

- 在舒张期开始。
- 半月瓣关闭,产生第二心音。

第三心音

儿童心脏在充盈期可听见第三心音,由于血液射入心室引起心室壁突然振动。

第四心音

心房收缩——在心电图 P 波结束时；第四心音青少年为生理性，但在成人则是心房应变增加的指征。

心脏对应变的动态适应性

静脉回心血量并不是恒定的，例如卧位由于受重力的影响，静脉回心血量大于站立位。血压几乎每时每刻都在变化。心脏必须能够对此不断变化的回心血量做出反应，这样才能保证血流稳定而无阻塞。持续稳定血流的两个潜在干扰因素是压力负荷和容量负荷。

急性容量负荷

例如输液或瓣膜功能不全。

由于心脏的自身调节，心脏舒张末期充盈量增加导致心排出量增加。这就是众所周知的心脏 Frank-Starling 定律。

急性压力负荷

例如血压升高或瓣膜狭窄。

心室为了对抗压力的增加，逐步发生以下变化：

1.心室在压力升高的情况下不能排出等量的血液，心排出量下降。

2.其静息容量增加。

3.Frank-Starling 机制开始发挥作用。

在慢性压力或容量负荷过载时，心脏肥大，重量达 500g。由于心脏由终动脉供给，心功能不全是一种威胁。

心脏的能量学

心脏只在有氧状态下才能工作。与骨骼肌相似，无氧就无法工作。在静息期，它将消耗约机体总耗氧量的 10%，在体育活动时高达 40%。

心脏在静息时消耗 75% 的冠状动脉供给氧气。因此，对氧气需求量的增加只有通过加速血液循环来满足。

冠状动脉在舒张期充盈，冠状窦在收缩期被挤压。

心脏活动的能量由葡萄糖、游离脂肪酸和乳酸供给。

肺部生理学

肺循环

在肺循环中，根据身体位置存在区域差异：站立位，肺底部分比肺尖血液供给更好；但与此相反，肺尖通气较好：肺尖氧分压为 114mmHg，但底部仅为 92mmHg。

Euler-Liljestrand 机制（低氧性肺血管收缩机制）

肺泡低氧分压（空气中氧含量的度量）导致该节段小动脉收缩。因此，在通气不良的肺区域，循环减少，而流向通气良好区域的血液增加。

如果这种机制导致众多肺段的循环关闭，那么会导致肺循环阻力增加，右心将承受更大的负荷。脊柱形变，如严重的脊柱侧弯，可能是这种病理改变的病因，原因是胸廓活动性减少。

呼吸调节

呼吸系统的调节主要通过对血液中的二氧化碳、氧含量及测量 pH 值的化学水平调控进行的。

因此，二氧化碳水平是呼吸的关键驱动力：如果二氧化碳值在血液中上升，呼吸就会增加，从而呼出二氧化碳；pH 值低至 7.4 时具有相同的效果。这两个值的感受器主要位于延髓，在那里我们也可以找到呼吸中心。

氧水平值的测量在主动脉弓和颈动脉窦，并由延髓处理。如果氧气水平下降到正常水平的 2/3，呼吸就会增加。然而，其他两个值的测量反应会更早、呼吸增加。

其他呼吸刺激包括：

- 肌肉活动；
- 温暖或寒冷；
- 体温变化；
- 疼痛；
- 肾上腺素和孕酮；
- 血压下降。

病理学

需要医学阐明的症状

- 心绞痛征；
- 心功能骤降；
- 全身和肺循环系统障碍；
- 呼吸困难伴吸气性或呼气性喘鸣音；
- 血痰。

冠心病

定义

冠心病由动脉粥样硬化及心肌供氧受损，使冠状动脉血管收缩导致。

动脉粥样硬化原因

- 遗传因素；
- 年龄因素；
- 男性比女性发病率高；
- 胆固醇水平高（总胆固醇和低密度脂蛋白水平升高,高密度脂蛋白水平降低）；
- 三酰甘油升高；
- 高血压；
- 糖尿病；
- 吸烟；
- 缺乏锻炼；
- 高张状态。

临床

心绞痛

- 由体力活动、寒冷、难消化膳食和丰富的食物或心理压力引起的胸骨后疼痛或胸闷感觉，并只持续很短的时间；
- 疼痛可以放射至手臂、肩膀、颈椎和下颌；
- 疼痛对 GTN 喷雾反应良好，躯体应变结束后发作也停止；

心脏病发作

- 产生心绞痛症状,但为持续性,药物和休息均不能减轻；
- 恐惧；
- 虚弱感；
- 出汗、恶心、呕吐；
- 可放射至上腹部；
- 心动过速；
- 面色苍白；
- 四肢寒冷潮湿。

阻塞性肺疾病

定义

气道狭窄或移位。

病因

- 气道里有痰；
- 黏膜肿胀；
- 支气管肌痉挛；
- 胸外阻塞；
- 肿瘤；
- 吸入异物。

临床

呼吸困难伴吸气性或呼气性哮鸣音。
阻塞临床表现如下：

- 支气管哮喘；
- 支气管炎；
- 肺气肿；
- 囊性纤维化；
- 支气管肿瘤；
- 哮鸣性喉痉挛。

限制性肺疾病

定义

肺脏、胸廓或横膈扩展性缺失。

病因

- 肺切除术；
- 肺纤维；
- 胸膜剥脱；
- 胸膜损伤；
- 脊柱侧凸；
- 呼吸肌麻痹；
- 肥胖；
- 气胸。

临床

呼吸困难。

整骨学实践

主要症状

- 心绞痛症状；
- 心功能骤降；
- 全身和肺循环系统障碍；
- 呼吸困难伴吸气或呼气性哮鸣音；
- 血痰。

典型功能障碍

粘连/固化

可能原因包括：

- 筋膜原因，是对另一功能障碍继发性适应的表现；
- 手术瘢痕；
- 胸膜间隙粘连，如感染后。

相关结构固化

- T1~T5；
- 双侧 R1~R5；
- 锁骨（筋膜固化）；
- 双侧肋胸关节 1~7；
- 胸骨骨内病变。

非典型症状

以下症状可以通过整骨链来解释，也可以通过患者病史来解释（关于整骨链的解释，请参阅第 5 章 37 页的"非典型症状"）：

- 平缓呼吸时胸廓呼吸运动极微；
- 锁骨上大窝充盈；
- 胸椎高凸（TSC）；
- 颈部后凸（颈胸交界活动性降低）；
- 胸廓压缩性损伤史，如交通事故中坐位安全带损伤。

整骨学治疗适应证

能动性缺失

在静息状态，单次呼吸吸入和呼出的空气量约为 500mL。当有体力消耗时呼吸加重，呼吸量明显增加。脊柱序列和肋骨相关肌肉的参与明显增多。

根据整骨学原理实效性及结构与功能相一致规则，我们可以推论胸廓在休息状态和正常活动情况下，其运行是节能高效的：身体必须利用最小的能量来确保足够的氧气供给。由于这种呼吸形式只需要最小胸廓活动，我们可以发现在生命过程中胸廓失去了活动性，即结构与所需功能相适应。这种活动性的缺失会随着时间的推移逐渐发生且不易被察觉，各种症状的发展随着时间推移也极少与胸廓活动性受限有明显关系。

需要仔细检查胸廓活动性的三个疾病案例，即胸廓出口综合征、头痛和盂肱关节炎。

当将胸廓纳入"中央腱"筋膜系统后，我们必须从整骨学角度去认真分析胸廓姿势以区分因与果。即使胸廓可能表现得非常牢固，但它还是会遵循病理性筋膜牵拉导致姿势改变。在下腹部术后，如剖宫产，手术相关瘢痕引起筋膜牵拉，从而导致胸部进入屈曲位，以释放瘢痕中的张力。

如果姿势改变持续时间较长，结构重新适应功能，则会出现独立的胸廓相关综合征（见上文）。

获得性胸廓僵硬会影响胸腔内的器官。

肺部的扩张能力缺失最终导致心脏出现应力，静脉回心血量也会减少，甚至正常的推与拉都会刺激自主神经使回心血量减少。

整骨学治疗禁忌证

胸廓技术涉及许多使用大力量的技术和回弹技术，因此这些技术的禁忌证范围更广，例如：

- 骨折；
- 骨质疏松症；
- 心律失常；
- 心脏病发作；
- 不稳定型心绞痛；
- 植入起搏器或除颤器；
- 肿瘤；
- 重度感染；
- 近期做过手术，例如搭桥手术。

临床应用注意事项

两胸膜腔所封闭的空间称为纵隔。在此区域需要注意的是，人体没有其他空间在如此小的区域内容纳如此众多至关重要的循环结构。在身体其他区域，我们无法清楚看到像纵隔那样的筋膜连续性和运动的重要意义。这可以从胚胎学加以说明。

在发育的早期阶段（第 24~28 天），卵黄囊作为初级肠管整合入胚胎，第一腔体形成后，纵隔尚未以其最终形态存在。然而，此发育进程对其后来的功能具有重要意义。

当仅有一个躯体腔体存在时，它尚未分为腹腔和胸腔两个独立的腔室；此腔内衬有中胚层组织，随后分化形成腹膜、胸膜和心包膜或心外膜，及中胚壁层和中胚脏层。这就意味着这三种浆膜层具有共同的胚胎学起源,在功能上存在相关性!在这里,胚胎第一腔的中胚层内衬形成了一个连续的筋膜组织层,在此早期阶段已经从未来的颅骨区延伸到未来的盆底区。这种筋膜束被称为中央腱。

腹膜、胸膜和心包膜或心外膜作为浆膜层整合入中央腱。这三种结构会从“筋膜收缩”角度对筋膜活动性障碍做出反应。这是非常重要的,因为所有内脏直接或间接地连接到此浆膜层。

如果腹膜、胸膜或心包膜因其作为中央腱方面参与某种代偿机制,其活动性会受损,这种参与会影响其相关器官,从而导致具有病理生理意义的功能障碍。

那么身体中两个独立的腔室是如何形成的呢?

这里发育的关键在于心脏从颈部区域迁移至胸廓,这是由于在发育的第四周胚胎发生头尾折叠。

心脏在颈区形成,当它迁移至胸部时,其筋膜连接也进入了胸部。我们可以将心包的广泛韧带连接视为此次迁移的残留(见第 157 页)。它们将心包连接到横膈、胸骨、TSC、颈椎序列和胸腔内各器官,以及支气管、胸膜和食管。这些韧带同心包袢也属于中央腱。综合考量这些因素,它们甚至构成了中央筋膜束一个非常重要的部分,因为这种心包-韧带复合体将颈区筋膜部分与横膈连接起来,从而间接地与腹部相连接。因此,它可以将筋膜张力从颅骨和颈区穿过大区域向下传递。

心脏上方的结缔组织或中胚层也会迁移到胸部,在那里,最终到达心脏下端,并在新形成腹腔和胸腔之间形成第一层仍然不完整的分离层。在这层横膈膜之外,未来的横膈及筋膜组织开始发育,以及我们称之为胸-腹膜和躯干壁的横纹肌肉。这就意味着腹膜和胸膜都将参与横膈的形成。在此发育阶段,横膈是筋膜组织,是中央腱的一部分!甚至在后来,它继续在胸部和腹部之间发挥代偿作用,并作为筋膜结构发挥作用。腹膜和胸膜继续与横膈保持牢固的连接。这是另一个指征,表明横膈可以将筋膜张力和代偿模式从胸腔传递到腹腔。

胸腔内肺腔和纵隔形成:心包由胸腔内层发育而来,半侧肺从后向胸腔里生长。他们也把胸腔内层作为其外层覆盖,胸膜形成。在肺脏、横膈、上胸廓出口、前后胸内筋膜(也是胚胎原始第一腔内层的中胚层)之间形成的空间称为纵隔。

让我们再次强调以下三点:

1.由于心脏从颈区迁移到胸部,心脏和心包在纵隔的所有三个平面上都有广泛的筋膜连接。

2.在发育早期阶段,横膈是筋膜组织。即使在发育完成后,其也保留了相关的特性。

3.胸膜、心包和腹膜的起源是相同的,在功能上作为中央腱的一部分而相互协作。

现在让我们认真观察纵隔,也可以将纵隔看作是筋膜和中央腱的一部分。在纵隔中,我们发现了许多重要的循环结构,彼此非常邻近。这些都是原始迁移运动的影响,但并没有引起关注。

让我们从前至后观察纵隔的“容纳结构”:胸骨后面是心包,它通过韧带与胸骨相连。在心包上方,大约胸骨的上 1/3 是胸腺,它在儿童时期发挥着重要的免疫功能。心包外侧有两根膈神经。向后,作为心包和胸腺之后的下一层次,纵隔的上 1/3 包含进(出)心脏的大血管;继续向后,我们会看到气管,它在 T4 水平上分为两个主支气管,它们位于心包附近。

在纵隔的上 1/3,气管之后是食管,在气管分叉之后,食管与心包邻近。在右侧,迷走神经在进入胸腔后迅速地靠近食管;左侧迷走神经必须先穿过主动脉弓,然后才能与食管一起向下并穿过横膈。

在最后方,脊柱的正前方,我们可以发现以下循环结构:奇静脉、半奇静脉、胸导管,以及肋头前方的交感神经干。

因此,我们可以看到纵隔有静脉、动脉、淋巴、交感神经和副交感神经的通道穿过,这些结构对于腹部器官非常重要。因此,腹部器官的功能、健康状况取决于“纵隔”。

纵隔的功能是怎样的?是怎样发挥作用的?

纵隔是胸骨和脊柱之间、肺两侧、横膈和上胸廓出口孔构成的空间,紧密地包裹着其中的器官和导管,器官与导管之间紧密相连,就如同连接着它们彼此的筋膜组织。因此,纵隔内的所有结构都是相互依存的,因为它们彼此相连。

从外部来看,这个空间似乎不发生运动,但从胸廓内部来看就有所不同了。每天,我们大约进行 20 000 次呼吸;这个运动在纵向和侧向上持续推和拉纵隔。因此,交感干通过肋头以一种特殊的方式被移动。

心脏每天大约跳动 10 万次,这个动作也在纵隔内产生持续的振动。

身体的其他区域没有像纵隔这样的运动,也没有其他区域包含如此众多的重要循环结构,所有这些结构需要以持续的运动最大限度地完成它们的任务。

整骨学测试和治疗

Barral 喙突韧带测试和治疗

起始位置

患者仰卧位。治疗师站于患者待治疗侧。

操作步骤

触诊并测试患者喙肩韧带、斜方韧带和锥形韧带的敏感性(图 17.7)。

治疗时在测试敏感区域应用摩擦技术或抑制技术,直至疼痛消失。因此对敏感区域施加的压力应足够大,以略微低于或超过疼痛阈值为宜。治疗成功与否需要充分评估。

Barral 肋锁韧带测试和治疗

起始位置

患者仰卧位。治疗师站于患者待治疗侧。

操作步骤

触诊并测试患者肋锁韧带的敏感性(图 17.8)。

治疗时在测试敏感区域应用摩擦技术或抑制技术,直至疼痛消失。对敏感区域施加的压力应足够大,略微低于或超过疼痛阈值为宜。治疗成功与否需要充分评估。

Barral锁骨纵轴加压和减压

起始位置

患者仰卧位。治疗师站于患者待治疗侧。

加压操作步骤

用外侧手大鱼际与小鱼际之间部位握住患者锁骨肩峰末端,内侧手以同样方式握住患者锁骨胸骨末端,双手手指交叉置于锁骨上方(图 17.9)。

加压测试序列

首先,双手同时对锁骨加压,关注骨内张力和筋膜张力,以及其对加压的敏感性;其次,将锁骨向外向内平移。

加压治疗过程

锁骨内、外平移。

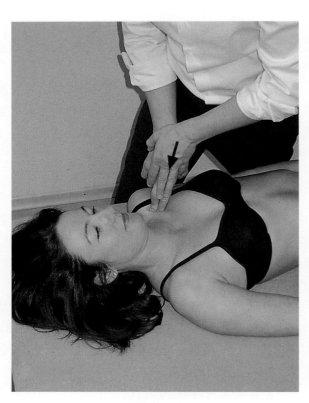

图 17.7

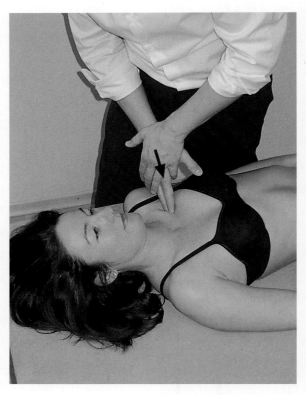

图 17.8

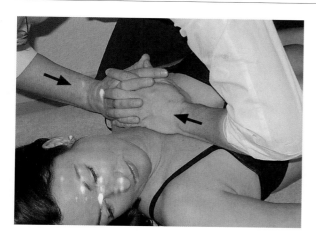

图 17.9

作为额外的治疗选择，可以在锁骨加压的同时应用筋膜解缠。

在治疗结束时应用回弹技术：在 1~2 次呼吸周期的呼气相实施加压，使压力不断增加，并在吸气相保持。当达到最大可能加压状态，在下一个吸气相开始突然释放压力。

减压操作步骤

双手交叉，如上所述将手放置于患者锁骨的胸骨末端和肩峰末端，内侧手置于锁骨肩峰末端，外侧手置于胸骨末端(邻近患者为患侧)，双手手指指向相反(图 17.10)。

减压测试序列

双手沿锁骨纵轴牵引。关注骨内张力和筋膜紧张，以及对减压的敏感性。

减压治疗过程

在减压过程中，触诊评估张力状态并以间歇或持续牵引来实施松动。

在治疗结束时应用回弹技术：在 1~2 次呼吸周期的呼气相实施减压使压力不断降低，并在吸气相保持。当达到最大可能减压状态时，在下一个吸气相开始突然释放。

锁骨筋膜松弛

起始位置

患者仰卧位。治疗师站于患者待治疗侧。

操作步骤

将双手示指放在患者锁骨后侧(图 17.11)。以此方式使其可以触诊锁骨全长。将双手拇指以同样方式放置于前侧。

测试序列

前-后移动锁骨，对锁骨全长进行触诊。关注筋膜张力及敏感性增加的区域。

治疗

对于张力增加的区域，可以通过组织迫近或组织拉伸实施释放，也可以应用节律松动技术。

Barral 胸骨的加压和减压

加压的起始位置

患者仰卧位。治疗师站于患者身侧。

加压过程

用头侧手的大鱼际和小鱼际之间握住患者胸骨上端，用尾侧手以同样方式握住胸骨剑突末端，双手手指交叉置于胸骨上(图 17.12)。

加压测试

双手同时对胸骨加压，关注骨内张力和筋膜张力，

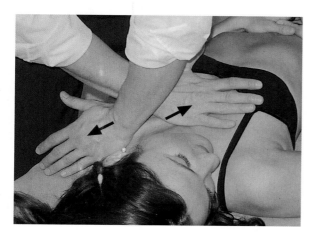

图 17.10

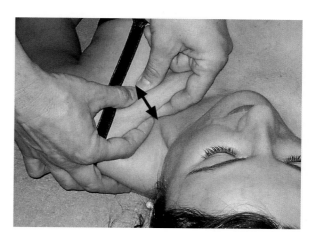

图 17.11

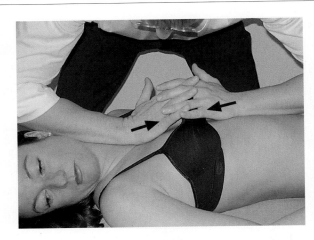

图 17.12

以及其对加压的敏感性。然后将胸骨进行上–下移动。

加压治疗过程

将胸骨进行上–下移动。

作为额外的治疗选择，可以在胸骨加压的同时应用筋膜解缠。

在治疗结束时应用回弹技术：在 1~2 次呼吸周期的呼气相实施加压，使压力不断增加，并在吸气相保持。当达到最大可能加压状态时，在下一个吸气相开始突然释放压力。

减压过程

将双手交叉按上述描述置于胸骨上端和剑突末端，双手手指指向相反方向（图 17.13）。

减压测试

在胸骨纵轴方向将双手分开。关注骨内张力和筋膜紧张程度，以及其对减压的敏感性。

减压治疗过程

在减压过程中，触诊评估张力状态并以间歇或持续牵引来实施松动。

在治疗结束时应用回弹技术：在 1~2 次呼吸周期的呼气相实施减压，使压力不断降低，并在吸气相保持。当达到最大可能减压状态时，在下一个吸气相开始突然释放。

胸骨体柄结合部松弛

起始位置

患者仰卧位。治疗师站在患者一侧。

操作步骤

将头侧手的大鱼际放于患者胸骨柄，邻近胸骨体柄交界区，尾侧手的大鱼际置于胸骨体，邻近胸骨柄，使胸骨柄和胸骨体的结合部正好位于两手大鱼际之间（图 17.14）。

测试

交替向后推动胸骨柄和胸骨体。关注骨内张力和筋膜张力，以及其对松动的敏感性。

治疗

间歇性向后施加压力以松动胸骨体柄结合部。此

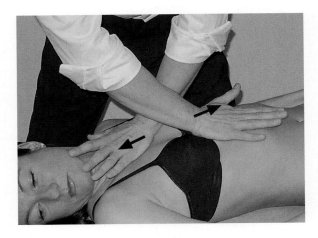

图 17.13

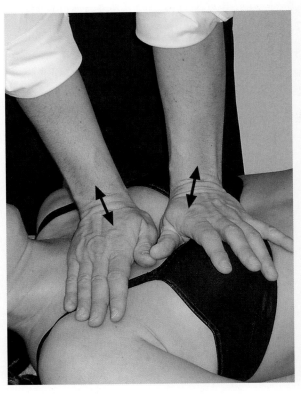

图 17.14

技术应是稳定、持续、节律性的操作,持续应用此操作直至张力得到释放。

胸骨体剑突结合部松弛

起始位置

患者仰卧位。治疗师站在患者一侧。

操作步骤

将头侧手的大鱼际放于患者胸骨体,邻近胸骨体剑突交界区,尾侧手的大鱼际置于剑突,邻近胸骨体,使胸骨体和剑突的结合部现在正好位于两手大鱼际之间(图 17.15)。

测试

交替向后推动剑突和胸骨体。关注骨内张力和筋膜张力,以及其对松动的敏感性。

治疗

间歇性向后施加压力以松动胸骨体剑突结合部。此技术应是稳定、持续、节律性的操作,持续应用此操作直至张力得到释放。

胸肋关节松弛

起始位置

患者仰卧位。治疗师站在患者一侧。

操作步骤

在患者邻近胸骨处,用拇指和示指抓握住肋骨(图 17.16)。

测试

向上、向下、向后推动肋骨。关注骨内张力和筋膜张力,以及其对松动的敏感性。

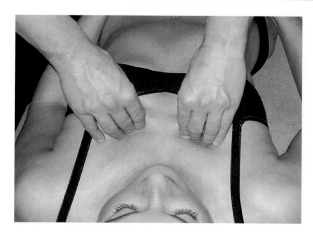

图 17.16

治疗

在向上向下向后松动的同时合并双手向相反方向移动,类似于骑自行车时推动脚踏的施力方向。持续应用松动直至张力得到释放。

Barral 胸骨提升

起始位置

患者仰卧位。治疗师站在患者一侧。

操作步骤

头侧手的中指在患者颈静脉窝处与胸骨接触,尾侧手两手指位于剑突两侧握胸骨尖端,双手拇指在胸骨上方彼此相扣,如此就可以在胸骨上方形成一个钳夹手势(图 17.17)。这种钳夹方式的应用必须轻柔地施加于胸骨两端。

治疗

两只手向前拉动,就像想要把胸骨从胸廓中拉出

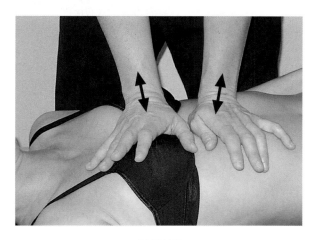

图 17.15

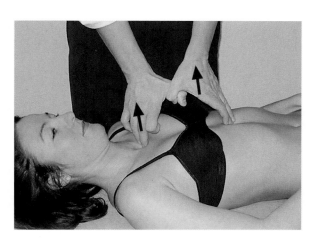

图 17.17

一样,保持这个牵拉姿势最多 2 分钟,但在任何情况下都需要足够长的时间以实现筋膜释放。

该技术是作用于纵隔筋膜的良好选择。

Barral 锁骨下肌松弛

起始位置

患者侧卧位。治疗师站在患者身后。

操作步骤

头侧手握住患者肩关节,同时尾侧手的拇指或 1~2 根手指深入锁骨下方区域(图 17.18)。

测试

尾侧手测试锁骨下肌的肌张力及敏感性。

治疗

尾侧手固定锁骨下肌并保持不动,头侧手围绕锁骨下肌固定点松动肩关节。

Barral 胸横肌松弛

起始位置

患者仰卧位。治疗师站在患者一侧。

操作步骤

想象胸横肌是一棵倒置的圣诞树。尾侧手放在患者胸骨下 1/3;头侧手与尾侧手交叉,置于对侧肋骨软骨结合部的肋骨上 (左侧:R2~R5;右侧:R3~R6)(图 17.19)。

治疗

双手施加适度压力并彼此分开,然后使用回弹技术。在肌肉附着的每根肋骨上重复 3~4 次。

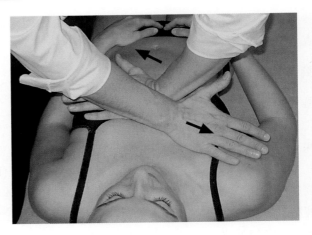

图 17.19

Barral 锁胸筋膜松弛

起始位置

患者仰卧位。治疗师站于治疗床头端。

操作步骤

嘱患者抬头并向左旋转。治疗师右前臂置于患者头下方,并用右手从前方握住患者左肩。患者头部枕于治疗师前臂(图 17.20)。

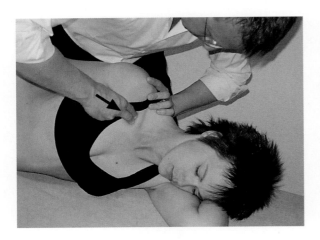

图 17.18

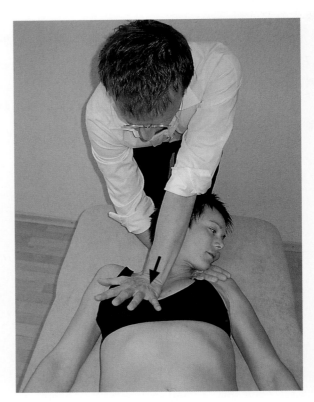

图 17.20

左手大鱼际置于患者锁骨下方,手指指向下外侧。

治疗

嘱患者深吸气。在随后的呼气过程中,左手略微向后施压并向下向外推动;在下一个吸气过程,保持压力,然后在随后的呼气过程再次增加推力。重复此过程3~4次。

然后在下一次新的吸气过程的开始突然释放压力。

锁骨上大窝的动员

起始位置

患者仰卧位。治疗师站于治疗床头端。

测试

双手拇指置于患者锁骨上大窝(GSF),然后对称向下施压以测试其筋膜张力和敏感性(图17.21)。

治疗

用拇指或示指在GSF具有较高筋膜张力或敏感性的区域施加抑制技术或摩擦技术,直至组织状态恢复正常化。

Barral 胸肌提升

起始位置

患者仰卧位。治疗师站于治疗床头端。

治疗

以钳夹方式握住患者双侧胸大肌和胸小肌,用力握住相应肌肉并向上拉动,在所到达的位置保持达2分钟(图17.22)。

很快就可以觉察到明显的筋膜释放。在向上拉动时可能有明显的疼痛,这种疼痛只需短暂的时间就会

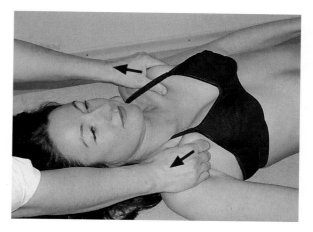

图 17.22

消失。

Barral 纵隔松弛

起始位置

患者侧卧位。治疗师站在患者身后。

操作步骤

前方手置于患者胸骨下1/3处,指尖指向上方;后方手置于患者胸骨柄水平的脊柱序列上,指尖也指向上方(图17.23)。

治疗

前方手向下向后推动,后方手向上向前推动,双手同时突然释放压力(回弹)。重复此过程8~10次。

而后将前方手置于胸骨柄,后方手置于胸骨下1/3水平的脊柱序列上。接下来前方手向上向后推动,后方手向前向下推动。

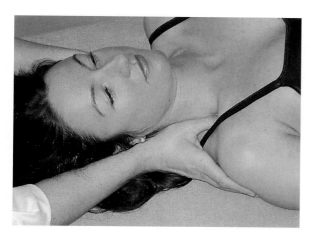

图 17.21

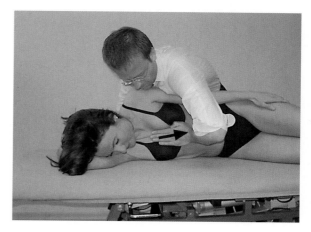

图 17.23

胸肋筋膜俯卧位筋膜释放

起始位置

患者俯卧位。治疗师坐于治疗床头端。

操作步骤

嘱患者稍微抬高上半身。将双手第 1~4 手指放置于患者两侧胸肋结合部区域的肋间隙，然后请患者将上半身下降返回俯卧位。治疗师保持手指垂直于患者（图 17.24）。

变式

可以保持在此位置（抑制技术），直至觉察到筋膜释放。或者可以用不同手指间歇性增加压力，以增强松动效果。

手指也可以置于肋骨软骨结合部区域的肋间隙，治疗方式相同。

冠状动脉上方筋膜松弛

起始位置

患者仰卧位。治疗师站在患者左侧。

操作步骤

双手交叉，左手置于患者左侧第三胸骨肋软骨关节，右手置于右冠状动脉，位于右侧第 3 和第 4 胸骨肋软骨关节之间。在呼气时，双手向后略微施压并与正中线以 40°角度分开（图 17.25）。

对于左冠状动脉（图 17.27）室间分支，将右手放置于左侧第 3 和第 4 胸骨肋软骨关节之间。在这里双手与正中线以 20°角度分开（图 17.26）。

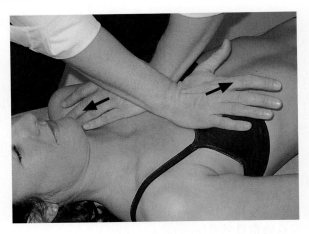

图 17.25

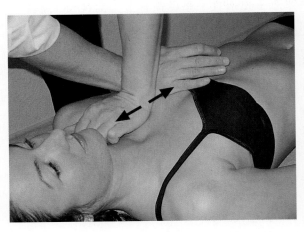

图 17.26

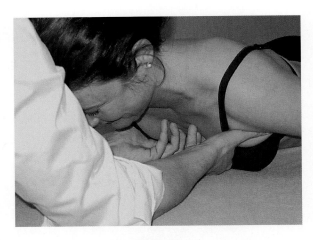

图 17.24

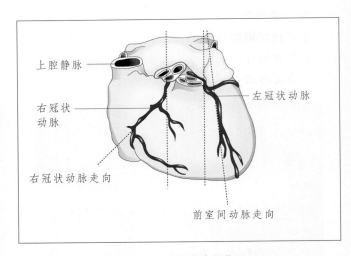

图 17.27　冠状动脉的位置。

肺及胸膜的治疗

　　壁层胸膜的活动能力与胸廓相关。任何松动胸廓的技术也同时能改善壁层胸膜的能动性(肺的"外部"治疗)。除上述技术外,还可以使用位置拉伸或抓握技术进行治疗。

　　呼吸治疗技术可以促进肺部最大限度通气,可以理解为肺的"内部"治疗。深吸气和深呼气也与胸廓松动相关。

　　"外部"胸廓松动和"内部"通气促进治疗是一种非常有效的整骨学肺脏治疗方法。

　　患者可以通过规律性练习下文所描述的富尔福德运动练习,从而实现良好的自我松动。

Kuchhera 循环系统和反射治疗

淋巴刺激技术

- 胸部和腹部淋巴引流
- 横膈技术

自主神经协调技术

交感神经系统

- 提肋技术 T1~T6;
- 抑制椎旁肌;
- 振动技术;
- 徒手操作技术;
- Maitland 技术。

副交感神经系统

迷走神经刺激技术:

- 颅骶治疗;
- 喉部技术;
- 胸廓技术(回弹技术)。

Chapman 反射点治疗

心脏位置

前侧

R2 与 R3 之间的肋间隙,邻近胸骨(双侧)。

后侧

T2~T3 横突间隙,棘突与横突尖端连线的中点(双侧)。

支气管位置

前侧

R2 与 R3 之间的肋间隙,邻近胸骨(双侧)。

后侧

位于 T2,棘突与横突末端连线的中点,邻近椎体上末端(双侧)。

肺上部位置

前侧

R3 和 R4 之间的肋间隙,邻近胸骨(双侧)。

后侧

T3~T4 横突间隙,棘突与横突尖端连线的中点(双侧)。

肺下部位置

前侧

R4 和 R5 之间的肋间隙,邻近胸骨(双侧)。

后侧

T4~T5 横突间隙,棘突与横突尖端连线的中点(双侧)。

治疗原则

　　触及反射点。为达到治疗目的,轻轻地把手指放在反射点上,仅轻微施加压力。反射点通常是非常敏感的,因此必须谨慎操作。

　　手指保持在反射点上,轻轻旋转进行治疗。

　　先治疗前侧点,然后是后侧点。持续治疗,直到反射点的敏感性正常化或反射点恢复一致性。

　　最后,再次检查前侧反射点。如果没有觉察到任何改变,有可能是器官病理改变太严重而不能在短期内被反射所影响,或者是存在必须首先治疗的其他功能障碍。

给患者的建议

胸廓活动性

　　深呼吸需要训练胸廓整体的活动能力。躯体活动(体育活动)是促进胸廓达到最大活动性的有效方法。耐力运动非常适合于这一目标,还能够保持心血管系统和肺部功能的良好状态。

动脉粥样硬化的预防

- 适量的身体运动;
- 禁止吸烟;
- 如果超重,减轻体重。

膳食建议

- 降低胆固醇和三酰甘油水平;
- 推荐多元不饱和脂肪摄入,减少饱和脂肪和氢化脂肪摄入；

- 增加膳食中的纤维含量；
- 食用大蒜、生姜、辣椒、洋葱；
- 增加天然抗氧化剂的摄入，例如含有维生素 A、C、E 的水果和蔬菜。

Fulford 五大练习

下列五个练习也旨在通过自我练习来改善和保持胸廓的活动性。每个练习每天应进行 2 分钟，跟随自身的呼吸节律，呼吸逐渐加深（见如下"呼吸练习"）。

练习 1：呼吸练习

起始位置

直立坐位，双足着地，与肩同宽，足在膝关节略前方，双手放在大腿上。

操作步骤

舌抵上腭，通过鼻慢慢吸气，口呼气。为增加气道阻力，舌保持抵住上颚。

练习 2：上胸部伸展练习

起始位置

双足与肩同宽站立。

操作步骤

双侧手臂抬至肩部水平，一掌向上，一掌向下。

练习 3：脊柱序列旋转练习

起始位置

仰卧位。

手臂水平外展（外展 90°），一手掌向下，一手掌向上，两腿如剪刀交叉。

操作步骤

双侧肩关节平置于地面，双腿交叉，一腿与另一腿呈最大 90°角。2 分钟后，双侧互换。

练习 4：脊柱序列纵向延伸

起始位置

坐于椅上，双足与肩同宽。

操作步骤

双手拇指指向外侧，放于膝关节，沿胫骨向下滑向双足，头部轻轻向前。

练习 5：胸部和腹部延伸

起始位置

靠墙站立。

足跟、臀部、肩关节、头后方接触墙壁。

操作步骤

将双臂伸展举过头顶，双手背靠向墙壁（最大屈曲）。

参考文献

Baenkler HW, Fritze D, Füeßl HS. Duale Reihe Innere Medizin. Stuttgart: Thieme; 2001

Barral JP, Mercier P. Lehrbuch der Viszeralen Osteopathie. Vol.1. 2nd ed. Munich: Urban & Fischer; 2005

Barral JP. Lehrbuch der Viszeralen Osteopathie. Vol.2. 2nd ed. Munich: Urban & Fischer; 2005

Barral JP. The Thorax. Seattle: Eastland Press; 1991

Barral JP. Urogenital Manipulation. Seattle: Eastland Press; 1993

Bouchet A, Cuilleret J. Anatomie. Tome 4. L'abdomen, la région rétro-péritonéale, le petit bassin, le périnée. 2nd ed. Paris: Masson; 2001

Dahmer J. Anamnese und Befund. 10th ed. Stuttgart: Thieme; 2006

Finet G, Williame C. Treating Visceral Dysfunction: An Osteopathic Approach to Understanding and Treating the Abdominal Organs. Portland: Stillness; 2000

Fleischhauer K, eds. Benninghoff Anatomie: Makroskopische und mikroskopische Anatomie des Menschen. Vol.2. 13th/14th ed. Munich: Urban & Schwarzenberg; 1985

Klinke R, Silbernagl S, eds. Lehrbuch der Physiologie. 4th ed. Stuttgart: Thieme; 2005

Knoche H. Lehrbuch der Histologie. Berlin: Springer; 1979

Kobau C. Die Zähne und ihre Wechselbeziehungen zum Organismus. 2nd ed. Self published: Klagenfurt; 2002

Kuchera ML, Kuchera WA. Osteopathic Considerations in Systemic Dysfunction. 2nd ed. Columbus: Greyden; 1994

Lang F. Pathophysiologie—Pathobiochemie. 3rd ed. Stuttgart: Enke; 1987

Langman J. Medizinische Embryologie. 7th ed. Stuttgart: Thieme; 1985

Moore KL. Grundlagen der Medizinischen Embryologie. 2nd ed. Stuttgart: Enke; 1996

Netter FH. Atlas der Anatomie des Menschen. 3rd ed. Stuttgart: Thieme; 2006

Netter FH. Innere Medizin. 1st ed. Stuttgart: Thieme; 2000

Owens C. An Endocrine Interpretation of Chapman's Reflexes. 8th ed. Indianapolis: American Academy of Osteopathy; 1999

Paoletti S. Faszien: Anatomie–Strukturen–Techniken–Spezielle Osteopathie. Munich: Urban & Fischer; 2001

Putz R, Pabst R, eds. Sobotta: Atlas der Anatomie des Menschen. Vol.2. 22nd ed. Munich: Urban & Schwarzenberg; 2006

Richter P, Hebgen E. Trigger Points and Muscle Chains in Osteopathy. Stuttgart–New York: Thieme Publishers; 2009

Rohen JW, Lütjen-Drecoll E. Funktionelle Embryologie. 3rd ed. Stuttgart: Schattauer; 2006

Schmidt RF, Thews G, eds. Physiologie des Menschen. 30th ed. Berlin: Springer; 2007

Schmidt-Matthiesen H, Hepp H, eds. Gynäkologie und Geburtshilfe. 9th ed. Stuttgart: Schattauer; 1998

Schünke M, Schulte E, Schumacher U. Thieme Atlas of Anatomy. General Anatomy and Musculoskeletal System. Stuttgart–New York: Thieme Publishers; 2010

Schünke M, Schulte E, Schumacher U. Thieme Atlas of Anatomy. Neck and Internal Organs. Stuttgart–New York: Thieme Publishers; 2010

Schünke M, Schulte E, Schumacher U. Thieme Atlas of Anatomy. Head and Neuroanatomy. Stuttgart–New York: Thieme Publishers; 2010

Silbernagl S, Despopoulos A. Color Atlas of Physiology. 6th ed. Stuttgart–New York: Thieme Publishers; 2009

Springer Lexikon Medizin. DVD Version 1.3. Berlin: Springer; 2005

Staubesand J, ed. Benninghoff Anatomie: Makroskopische und mikroskopische Anatomie des Menschen. Vol. 1. 13th ed. Munich: Urban & Schwarzenberg; 1985

Staubesand J, ed. Sobotta: Atlas der Anatomie des Menschen. Vol. 1. 19th ed. Munich: Urban & Schwarzenberg; 1988

Stone C. Visceral and Obstetric Osteopathy. Churchill Livingstone; 2006

Waligora J, Perlemuter L. Anatomie: Enseignement des Centres Hospitalo-Universitaires. 1. Abdomen. Paris: Masson; 1975

Waligora J, Perlemuter L. Anatomie: Enseignement des Centres Hospitalo-Universitaires. 2. Abdomen et petit bassin. Paris: Masson; 1975

Whitaker RH, Borley NR. Instant Anatomy. 2nd ed. Blackwell; 2000

Zenker W, ed. Benninghoff Anatomie: Makroskopische und mikroskopische Anatomie des Menschen. Vol. 3. 13th/14th ed. Munich: Urban & Schwarzenberg; 1985

Zimmermann M. Mikronährstoffe in der Medizin. 3rd ed. Heidelberg: Haug; 2003

索 引